Heft 14 Sinnesorgane 1

1	Schwingung, Wellen, Akustik	Physik, Physiologie
2	Hör- und Gleichgewichtsorgan	Anatomie, Histologie
3	Hörvorgang und Gleichgewichtssinn	Physiologie
4	Haut und Hautanhangsgebilde	Histologie
5	Somatoviszerale Sensorik	Physiologie

Heft 15 Sinnesorgane 2

1	Optik	Physik
2	Sehorgan	Anatomie, Histologie
3	Sehen	Physiologie
4	Chemische Sinne	Anatomie, Histologie, Physiologie

Heft 16 Lunge und Atmung

1	Entwicklung von Pleuraperikardhöhle, Herz und Schlundbogenarterien	Anatomie, Histologie
2	Anatomie der Atmungsorgane	Anatomie, Histologie
3	Mechanik des Kreislaufsystems	Physik
4	Atemung	Physiologie
5	Gasaustausch	Physiologie

Heft 17 Herz-Kreislauf-System

1	Aufbau des Herzens	Anatomie, Histologie
2	Nerven und Gefäße der Brusteingeweide	Anatomie
3	Physiologie des Herzens	Physiologie
4	Anatomie und Physiologie des Kreislauf-systems	Anatomie, Histologie, Physiologie

Heft 18 Blut und Immunsystem

1	Blut und Blutplasma	Histologie, Physiologie
2	Erythrozyten, Hämoglobin & Sauerstoff-transport	Biochemie, Physiologie
3	Thrombozyten, Hämostase und Fibrinolyse	Histologie, Physiologie
4	Leukozyten und Immunsystem	Anatomie, Biochemie, Histologie, Physiologie

Heft 19 Gastrointestinaltrakt

1	Mundhöhle, Rachen, Speiseröhre	Anatomie, Histologie, Physiologie
2	Magen-Darm-Trakt	Anatomie, Physiologie
3	Organe des Magen-Darm-Kanals	Anatomie, Histologie, Physiologie
4	Leber, Gallenblase und Pankreas	Anatomie, Histologie, Physiologie
5	Blutgefäße, Lymphgefäße, vegetative Innervation	Anatomie

Heft 20 Verdauung & Abbau von Nährstoffen

1	Ökologie, Energie- und Wärmehaushalt	Biochemie, Biologie, Physiologie
2	Nahrungsaufnahme	Biochemie, Physiologie
3	Abbau der Kohlenhydrate	Biochemie
4	Fettsäureabbau und Ketonkörperstoffwechsel	Biochemie
5	Aminosäurestoffwechsel und Harnstoffzyklus	Biochemie

Heft 21 Energiestoffwechsel & Anabole Stoffwechselwege

1	Citratzyklus und Atmungskette	Biochemie
2	Gluconeogenese und Glykogenstoffwechsel	Biochemie
3	Lipidsynthese	Biochemie
4	Nukleotidstoffwechsel	Biochemie
5	Stoffwechsel der Leber	Biochemie
6	Fettgewebe	Biochemie

Heft 22 Harnorgane und Elektrolythaushalt

1	Harnorgane	Anatomie, Histologie
2	Nierenfunktion	Physiologie, Biochemie
3	Säure-Basen-Reaktionen	Chemie
4	Säure-Basen-Haushalt	Physiologie, Biochemie
5	Wasser- und Elektrolythaushalt	Physiologie, Biochemie

Heft 23 Endokrines System

1	Endokrines System	Biochemie, Histologie, Physiologie
2	Epiphyse	Histologie
3	Hypothalmus-Hypophysen-System	Biochemie, Histologie, Physiologie
4	Endokrines Pankreas	Biochemie, Histologie
5	Schilddrüse	Anatomie, Biochemie, Histologie, Physiologie
6	Nebenschilddrüsen	Anatomie, Biochemie, Histologie, Physiologie
7	Endokrine Funktionen der Niere	Physiologie, Biochemie
8	Nebenniere	Anatomie, Biochemie, Histologie, Physiologie
9	Diffuses neuroendokrines System (DNES)	Anatomie, Histologie
10	Gewebshormone	Biochemie, Physiologie

Heft 24 Geschlechtsorgane und Reproduktion

1	Entwicklung der Geschlechtsorgane	Anatomie
2	Weibliche Geschlechtsorgane	Anatomie, Histologie, Physiologie
3	Männliche Geschlechtsorgane	Anatomie, Histologie, Physiologie
4	Angewandte und topografische Anatomie	Anatomie
5	Blutgefäße, Lymphgefäße, vegetative Inner-vation	Anatomie
6	Sexualhormone	Biochemie, Physiologie
7	Sexualität und Reproduktion	Physiologie, Psych-Soz
8	Schwangerschaft und Geburt	Anatomie, Histologie, Physiologie

Heft 25 Medizinstudium: Lernen, Organisation, Physikum

1	How To … Vorklinik
2	How To … Physikum
3	Lernpläne
4	Kreuzen

Die Bände der Reihe „Vorklinik Finale“

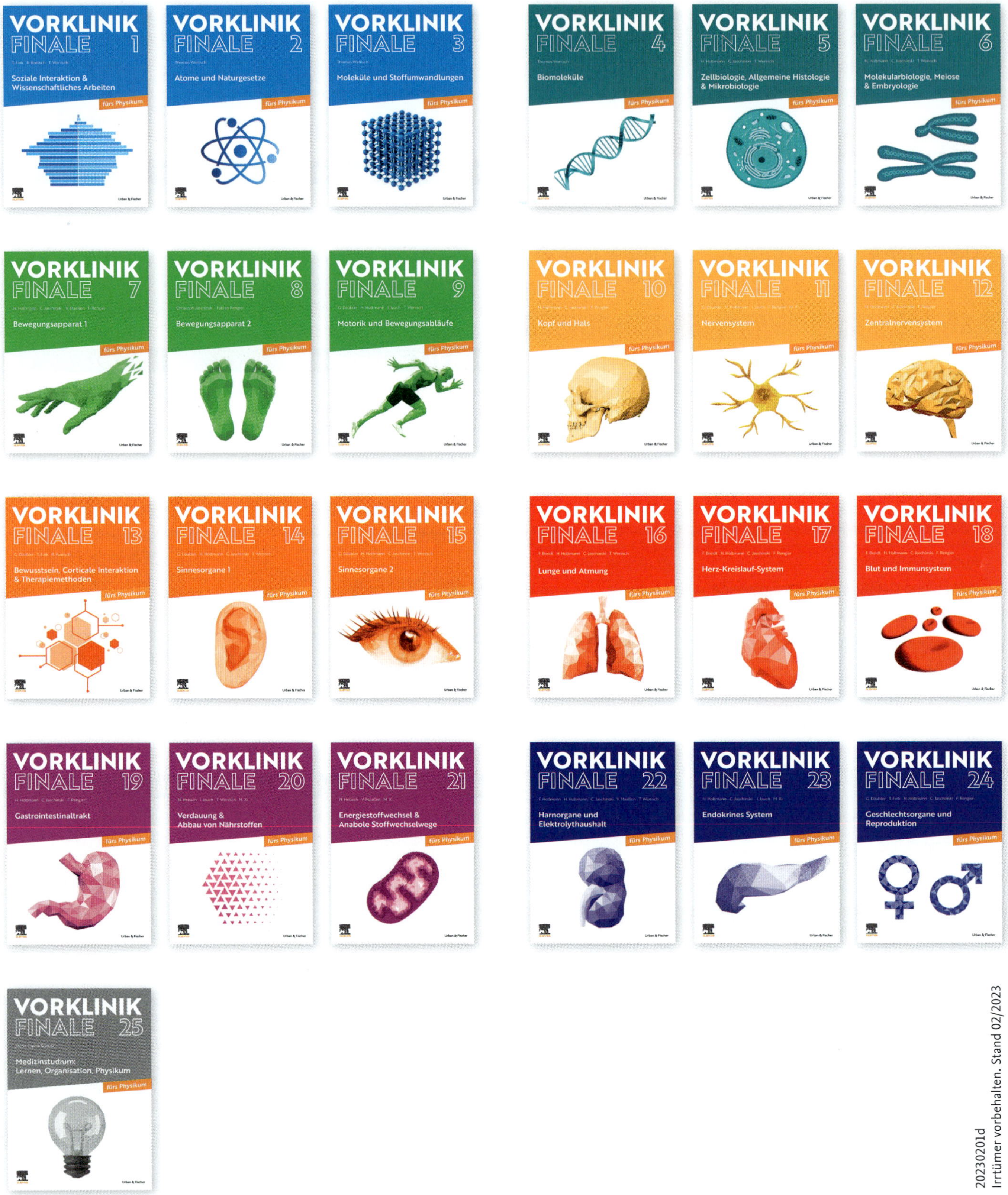

20230201d
Irrtümer vorbehalten. Stand 02/2023

Gregor Däubler, Henrik Holtmann, Isa Jauch, Thomas Wenisch

Vorklinik Finale 9

Motorik und Bewegungsabläufe

1. Auflage

Unter Verwendung von Inhalten von:
Björn Jacobi, Maximilian Pfau

ELSEVIER

Elsevier GmbH, Bernhard-Wicki-Str. 5, 80636 München, Deutschland
Wir freuen uns über Ihr Feedback und Ihre Anregungen an kundendienst@elsevier.com

ISBN 978-3-437-44290-2
eISBN 978-3-437-06335-0

Wichtiger Hinweis
Die medizinischen Wissenschaften unterliegen einem sehr schnellen Wissenszuwachs. Der stetige Wandel von Methoden, Wirkstoffen und Erkenntnissen ist allen an diesem Werk Beteiligten bewusst. Sowohl der Verlag als auch die Autorinnen und Autoren und alle, die an der Entstehung dieses Werkes beteiligt waren, haben große Sorgfalt darauf verwandt, dass die Angaben zu Methoden, Anweisungen, Produkten, Anwendungen oder Konzepten dem aktuellen Wissensstand zum Zeitpunkt der Fertigstellung des Werkes entsprechen.
Der Verlag kann jedoch keine Gewähr für Angaben zu Dosierung und Applikationsformen übernehmen. Es sollte stets eine unabhängige und sorgfältige Überprüfung von Diagnosen und Arzneimitteldosierungen sowie möglicher Kontraindikationen erfolgen. Jede Dosierung oder Applikation liegt in der Verantwortung der Anwenderin oder des Anwenders. Die Elsevier GmbH, die Autorinnen und Autoren und alle, die an der Entstehung des Werkes mitgewirkt haben, können keinerlei Haftung in Bezug auf jegliche Verletzung und/oder Schäden an Personen oder Eigentum, im Rahmen von Produkthaftung, Fahrlässigkeit oder anderweitig übernehmen.

Für die Vollständigkeit und Auswahl der aufgeführten Medikamente übernimmt der Verlag keine Gewähr.
Geschützte Warennamen (Warenzeichen) werden in der Regel besonders kenntlich gemacht (®). Aus dem Fehlen eines solchen Hinweises kann jedoch nicht automatisch geschlossen werden, dass es sich um einen freien Warennamen handelt.

Bibliografische Information der Deutschen Nationalbibliothek
Die Deutsche Nationalbibliothek verzeichnet diese Publikation in der Deutschen Nationalbibliografie; detaillierte bibliografische Daten sind im Internet über https://www.dnb.de abrufbar.

23 24 25 26 27 5 4 3 2 1

In ihren Veröffentlichungen verfolgt die Elsevier GmbH das Ziel, genderneutrale Formulierungen für Personengruppen zu verwenden. Um jedoch den Textfluss nicht zu stören sowie die gestalterische Freiheit nicht einzuschränken, wurden bisweilen Kompromisse eingegangen. Selbstverständlich sind **immer alle Geschlechter** gemeint.

Planung: Susanne Szczepanek
Projektmanagement: Elisabeth Märtz
Redaktion, Abbildungsmanagement: Heike Siebert/Michael Kraft, mimo-booxx|textwerk. – Büro für Verlagsdienstleistungen, Augsburg
„Jetzt bist du dran!"-Seiten: Sabrina Burdorf, Miriam Kirschhock, Merle Sophie Schenk
Rechteklärung: Ramona Mühlbauer, Lisa Neulinger
Herstellung: Hildegard Graf, Germering
Satz: abavo GmbH, Buchloe
Druck und Bindung: Drukarnia Dimograf Sp. z o. o., Bielsko-Biała/Polen
Umschlaggestaltung: SpieszDesign, Neu-Ulm
Titelfotografie: Titelfotografie: © iStock.com/sportpoint

Aktuelle Informationen finden Sie im Internet unter **www.elsevier.de**

Herzlich willkommen bei Vorklinik Finale!

Hier findest du alle Inhalte, die du für das Physikum brauchst!

Egal ob du am Beginn des Medizinstudiums stehst oder schon kurz vor dem Physikum, ob du in einem Regel- oder Reformstudiengang studierst – Vorklinik Finale unterstützt dich beim effizienten Lernen und Überblick gewinnen!

Gliederung nach Organen:

Durch die Gliederung nach Organen bzw. Organsystemen stehen hier die Inhalte zusammen, die zusammengehören: Die Biochemie, Physiologie und Histologie der Muskeltypen – alles in einem Kapitel. Physik/Optik, Anatomie der Augen und Physiologie des Sehens – direkt aufeinander folgend. Das hat mehrere **Vorteile:**

- Zum einen wird viel deutlicher, warum du naturwissenschaftliche Grundlagen lernst.
- Zum anderen bereitet dich diese Darstellung optimal auf den klinischen Abschnitt und die ärztliche Tätigkeit vor.
- Und außerdem: Bei der Darstellung nach Fächern werden viele Inhalte doppelt dargestellt, damit die Inhalte einem logischen Aufbau folgen. Im Vorklinik Finale sind diese Inhalte bereits zusammengefasst, das erleichtert dir das Lernen! Selbstverständlich sind **alle** relevanten Inhalte der Fächer enthalten.

Das steckt drin:

Vorklinik Finale erläutert dir von Heft 1 bis Heft 6 wichtige Grundlagen – diese lassen sich keinem Organsystem zuordnen, da musst du leider durch! – und führt dich von Heft 7 bis Heft 24 einmal durch alle Organsysteme. **Heft 25 gibt dir wertvolle Tipps zum Lernen im vorklinischen Abschnitt und zur Vorbereitung auf das Physikum.** Schau doch mal rein!

Du kannst die Hefte auf unterschiedliche Art nutzen:

- Während des vorklinischen Abschnitts, um dir einen Überblick über den gesamten Lernstoff zu verschaffen und Inhalte einzuordnen.
- Während des vorklinischen Abschnitts, um schnell zu sehen, wie Inhalte aus den einzelnen Fächern bei einem bestimmten Organsystem zusammenkommen.
- Und natürlich zur Vorbereitung auf das Physikum.

Alles drin und Überblick garantiert!

Ganz vorne und ganz hinten im Heft findest du jeweils eine Gesamtübersicht, einmal nach Organen und einmal nach Fächern.

Wir wünschen dir viel Freude und Erfolg im Medizinstudium!

So nutzt du die Vorklinik-Finale-Hefte

Navigation

Du siehst am Anfang jedes Kapitels und Teilkapitels, welche Fächer enthalten sind:

Physik, Physiologie

Wie bereits erwähnt, gibt es ganz vorne und ganz hinten im Heft jeweils eine **Gesamtübersicht,** einmal nach Organen und einmal nach Fächern.

Diese Markierungen weisen auf wichtige Inhalte hin

MERKE
Hier erhältst du wichtige Tipps und Hinweise.

KLINIK
Hier findest du relevante klinische Inhalte.

FOKUS
Hier stehen klinische Inhalte aus dem Fokuserkrankungs-Netzwerk gemäß Entwurf des neuen NKLM. Sie wurden damit als besonders wichtig für den vorklinischen Abschnitt definiert, und wir empfehlen, sie besonders aufmerksam anzusehen!

Besonders prüfungsrelevante Inhalte sind gelb hinterlegt.

Aktives Lernen und Überblick behalten

CHECK-UP
Am Ende jedes Teilkapitels stehen einige Verständnisfragen zum Selbstcheck. Das vermeidet ein „Gelesen, aber nicht gelernt".

Jetzt bist du dran!

Überblick gewinnen

Diese Kästen findest du am Ende jedes Teilkapitels. Sie erinnern dich daran, dass du dir die Inhalte kurz zusammenfasst, so dass du dir Schritt für Schritt Überblick verschaffst. Die Stichwörter werden am Ende des Kapitels weiterverwendet (siehe unten).

Jetzt bist du dran!

Am Ende jedes Kapitels haben wir dir diese Seite zur Bearbeitung vorbereitet. Sie schlägt dir verschiedene Aufgaben vor, wie du den Inhalt noch einmal aktiv wiederholen kannst.

Zeichenaufgabe / Anregungen zur weiteren Wiederholung

Studierende höherer Semester geben euch Tipps, wie ihr wichtige Inhalte aktiv zu Papier bringt. Ideal zum Wiederholen, allein und in Lerngruppen, auch zur mündlichen Vorbereitung.

Überblick gewinnen

Du hast ja bereits am Ende jedes Unterkapitels einige Stichwörter notiert. Hier kannst du daraus eine Mindmap oder Liste erstellen und damit aktiv Überblick gewinnen.

Abbildungsnachweis

Der Verweis auf die jeweilige Abbildungsquelle befindet sich bei allen Abbildungen im Werk am Ende des Legendentextes in eckigen Klammern.

L106	Henriette Rintelen, Velbert
L107	Michael Budowick, Atlanta, USA
L141	Stefan Elsberger, Planegg
L190	Gerda Raichle, Ulm
L253	Dr. Wolfgang Zettlmeier, Barbing
L253/M375	Dr. Wolfgang Zettlmeier, Barbing / Prof. Dr. med. Dr. rer. nat. Ulrich Welsch
M375	Prof. Dr. med. Dr. rer. nat. Ulrich Welsch
M394	Boron
P668/T1077	Ralf Faßbender, Düsseldorf / Universitätsklinikum Düsseldorf

Fehler gefunden?

An unsere Inhalte haben wir sehr hohe Ansprüche. Trotz aller Sorgfalt kann es jedoch passieren, dass sich ein Fehler einschleicht oder fachlich-inhaltliche Aktualisierungen notwendig geworden sind. Sobald ein relevanter Fehler entdeckt wird, stellen wir eine Korrektur zur Verfügung. Mit diesem QR-Code gelingt der schnelle Zugriff.

https://else4.de/978-3-437-44290-2

Wir sind dankbar für jeden Hinweis, der uns hilft, dieses Werk zu verbessern. Bitte richten Sie Ihre Anregungen, Lob und Kritik an folgende E-Mail-Adresse: kundendienst@elsevier.com

Inhaltsverzeichnis

1 Bewegungslehre

1.1 Translationsbewegungen

Thomas Wenisch

Physik

1.1.1 Gleichförmige Bewegung

Bei einer gleichförmigen Bewegung ist die Geschwindigkeit konstant. Es gilt:

$$v = \frac{\Delta s}{\Delta t}$$

Δs ist der im Zeitintervall Δt zurückgelegte Weg.

SI-Einheit der Geschwindigkeit: **m/s.** Im Alltag gebräuchlicher ist die Einheit Kilometer pro Stunde (km/h). Wichtig ist der Umrechnungsfaktor zwischen beiden Einheiten. Er beträgt 3,6.

$$1\,\frac{\text{km}}{\text{h}} = \frac{1.000}{3.600}\,\frac{\text{m}}{\text{s}} = \frac{1}{3{,}6}\,\frac{\text{m}}{\text{s}}$$

Beispiel: 50 km/h ≈ 14 m/s; 10 m/s = 36 km/h.

1.1.2 Beschleunigte Bewegung

Ist die Geschwindigkeit nicht konstant, kann man mit den oben stehenden Rechenwegen die Durchschnittsgeschwindigkeit ermitteln, mit der sich der Körper im Zeitintervall Δt bewegt. Die **Momentangeschwindigkeit** wird durch die Ableitung der Weg-Zeit-Funktion $s_{(t)}$ nach der Zeit t berechnet:

$$V = \frac{ds}{dt} = \dot{s}$$

Bei einer beschleunigten Bewegung ändert sich die Geschwindigkeit. Die **Beschleunigung** a ist definiert als:

$$a = \frac{dv}{dt} = \ddot{s}$$

Einheit der Beschleunigung: **m/s².**

Hinweis: Geschwindigkeit und Beschleunigung sind **vektorielle Größen.** Zur Vereinfachung der Schreibweise werden aber hier und im Folgenden die Vektorpfeile weggelassen.

Bei konstanter Beschleunigung aus dem Stillstand heraus oder im Fall negativer Beschleunigung für ein Abbremsen bis zum Stillstand ist die erreichte Endgeschwindigkeit v und der zurückgelegte Weg s:

$$v = a \cdot t$$

$$s = \frac{1}{2} \cdot a \cdot t^2$$

Beide Gleichungen lassen sich kombinieren:

$$v = a \cdot t \Rightarrow t = \frac{v}{a}$$

Das Ergebnis wird eingesetzt in:

$$s = \frac{1}{2} \cdot a \cdot t^2 \Rightarrow s = \frac{1}{2} \cdot a \cdot \frac{v^2}{a^2} \Rightarrow s = \frac{v^2}{2a}$$

Bei anderen Randbedingungen als Anfangs- bzw. Endgeschwindigkeit v_0 gelten die folgenden Formeln:

$$v = a \cdot t + v_0$$

$$s = \frac{1}{2} \cdot a \cdot t^2 + v_0 \cdot t + s_0$$

Weg, Geschwindigkeit und Beschleunigung sind durch Differentiation bzw. Integration miteinander verknüpft. Aus einer Integration ergeben sich Konstanten, die die Anfangsbedingungen beschreiben.

CHECK-UP

- Nenne die Weg-Zeit-Funktion für eine gleichförmige und für eine beschleunigte Bewegung.
- Wie werden Geschwindigkeitsangaben in m/s und km/h ineinander umgerechnet?

Jetzt bist du dran!

Überblick gewinnen

Notiere dir ca. 5 Stichwörter aus diesem Unterkapitel.

1.2 Kräfte

Thomas Wenisch

Physik

1.2.1 Trägheitskraft

Eine Beschleunigung erfolgt nur dann, wenn eine Kraft wirkt. Diese wird definiert als:

$$F = m \cdot a$$

Die **Masse** m ist dabei der Proportionalitätsfaktor zwischen der wirkenden Kraft und der daraus resultierenden Beschleunigung. Diese Kraft kennzeichnet den „Widerstand" oder, besser ausgedrückt, die Trägheit, die der Körper dem Bestreben, seine Geschwindigkeit zu verändern entgegensetzt. Sie wird deshalb als **Trägheitskraft** bezeichnet.

Einheit der Kraft: kg m/s^2. Dafür wurde die Einheit **Newton (N)** eingeführt.

$$1N = 1\frac{kg \cdot m}{s^2}$$

1.2.2 Gravitationskraft

Zwei Massen ziehen sich gegenseitig an. Dies beschreibt das **Gravitationsgesetz:**

$$F = \gamma \cdot \frac{M_1 \cdot M_2}{r^2}$$

- r ist der Abstand der beiden Massen M_1 und M_2.
- Die **Gravitationskonstante** $\gamma = 6{,}67 \cdot 10^{-11} \cdot m^3 kg^{-1} s^{-2}$ ist eine **Naturkonstante.**

MERKE

Die Gravitationskraft nimmt proportional zum Quadrat des Abstands beider Massen ab, d. h. bei Verdopplung des Abstands sinkt die Gravitationskraft auf ein Viertel.

Setzt man in das Gravitationsgesetz die Masse der Erde, $M_E = 5{,}97 \cdot 10^{24}$ kg, und den Erdradius $r_E = 6378$ km, ein, ergibt sich für die Massenanziehung auf einen Körper auf der Erdoberfläche:

$$F = m \cdot g$$

Die Konstante g wird **Erdbeschleunigung** genannt, sie hat den Wert **g = 9,81 m/s^2.** Die durch die Erdanziehung auf einen Körper wirkende Kraft wird auch **Schwerkraft, Gewichtskraft** oder einfach kurz **Gewicht** genannt.

Im Alltag werden die Begriffe Masse und Gewicht oft fälschlicherweise synonym verwendet. Die Aussage „Der Patient wiegt 95 kg, er hat Übergewicht" ist physikalisch nicht richtig. Die Masse des Patienten ist 95 kg, seine Gewichtskraft beträgt (gerundet) 950 N.

1.2.3 Reibungskraft

Bewegen sich feste Körper gegeneinander, entsteht eine Reibungskraft F_r, die der Richtung der Bewegung entgegen gerichtet ist:

$$F_r = \mu \cdot F_N$$

- F_N ist die Normalkraft, mit der der Körper senkrecht auf seine Unterlage drückt. Bei waagerechter Unterlage entspricht F_N der Gewichtskraft $F_g = m \cdot g$.
- Der Reibungskoeffizient μ, auch Reibungszahl genannt, kennzeichnet die Materialeigenschaften beider Oberflächen.
- Der Wert des Reibungskoeffizienten liegt zwischen 0 und 1, d. h. $0 \leq \mu \leq 1$.

Es werden Haft- und Gleitreibung unterschieden.

Haftreibung

Mikroskopisch kleine Unebenheiten beider Oberflächen sind ineinander verzahnt und verhakt. Sie müssen voneinander „losgerissen" werden, um die Bewegung zu starten.

Dazu ist die Kraft notwendig:

$$F_r = \mu_H \cdot F_N$$

Gleitreibung

Sind die Oberflächen gegeneinander in Bewegung, muss nur noch die nun geringere Gleitreibung überwunden werden:

$$F_r = \mu_{Gl} \cdot F_N$$

Die Gleitreibungszahl μ_{Gl} ist immer kleiner als die Haftreibungszahl μ_H:

$$\mu_{Gl} < \mu_H$$

Beim Abrollen eines Rads ist die Haftreibung wirksam. Die Aufstandsfläche eines Autoreifens ist gegenüber der Straße in Ruhe, es wird beim Abrollen nur jeweils ein neues Stück Gummi auf die Straße gelegt.

Ein rollender Reifen kann höhere Brems- oder Beschleunigungskräfte übertragen als ein blockierendes oder durchdrehendes Rad.

Schiefe Ebene

An einer schiefen Ebene (➤ Abb. 1.1) wird die Richtung der Reibungskraft und die Zerlegung eines Kraftvektors in seine Komponenten deutlich.

Auf einer um den Winkel α gegen die horizontal geneigte Ebene wirkt eine Abtriebskraft F_a entlang der Neigungsfläche.

Durch die Reibungskraft F_r wird ein Gegenstand am Abrutschen gehindert. Die Normalkraft F_N wirkt senkrecht zur Unterlage, die Schwerkraft $F_g = m \cdot g$ nach unten.

Für die Kräftevektoren gilt:

$$F_a = F_g \cdot \sin\alpha$$

$$F_N = F_g \cdot \cos\alpha$$

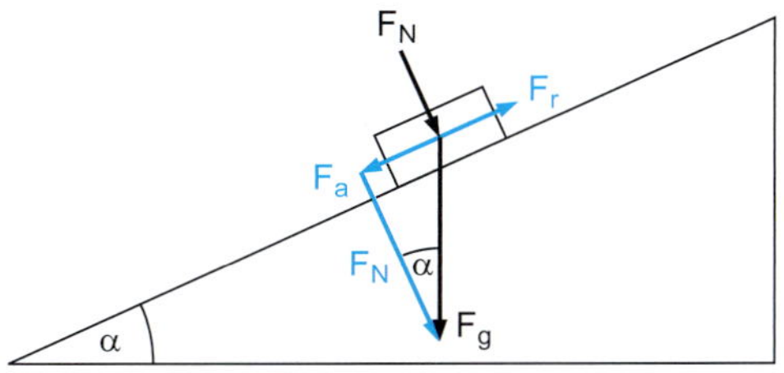

Abb. 1.1 Abtriebs- (Fa), Reibungs- (Fr), Normal- (FN) und Schwerkraft (Fg) an der schiefen Ebene [L253]

Solange die Abtriebskraft die Reibungskraft nicht übersteigt, bleibt der Gegenstand in Ruhe.

$$F_r = F_a$$

$$\mu_H \cdot F_g \cdot \cos\alpha = F_g \cdot \sin\alpha$$

$$\mu_H = \frac{\sin\alpha}{\cos\alpha} = \tan\alpha$$

Wenn der Tangens des Neigungswinkels die Haftreibungszahl überschreitet, beginnt der Gegenstand zu rutschen. Er beschleunigt und wird nur durch die kleinere Gleitreibung gebremst.

Reibung in Gasen und Flüssigkeiten

In Gasen und Flüssigkeiten ist die Reibungskraft geschwindigkeitsabhängig:

$$F_r = b \cdot v^n$$

Der Koeffizient b hängt von den Eigenschaften des Mediums sowie der Oberfläche und Geometrie des bewegten Körpers ab.

Stokes-Reibung Die Reibung in Flüssigkeiten ist bei langsamen Bewegungen proportional zur Geschwindigkeit v:

$$F_r = b \cdot v$$

Newton-Reibung Die Reibungskraft in Luft ist, zumindest näherungsweise, proportional zum Quadrat der Geschwindigkeit:

$$F_r = b \cdot v^2$$

MERKE
Fällt ein Körper durch eine Flüssigkeit oder ein Gas, nimmt seine Geschwindigkeit solange zu, bis die Reibungskraft gleich der beschleunigenden Gewichtskraft ist. Dann kompensieren sich beide Kräfte und der Körper fällt weiter mit konstanter Geschwindigkeit.

1.2.4 Auftriebskraft

Ein Körper, der in eine Flüssigkeit eingetaucht ist, erfährt eine Auftriebskraft. Diese entspricht der Gewichtskraft des verdrängten Flüssigkeitsvolumens.

Das Verhältnis der Masse zum Volumen wird als **Dichte** ρ bezeichnet:

$$\rho = \frac{m}{V}$$

SI-Einheit der Dichte: kg/m^3, gebräuchlicher ist aber die Angabe in g/cm^3.

Die Dichte von Wasser beträgt $1\,g/cm^3$ bzw. $1000\,kg/m^3$.

Das Volumen der verdrängten Flüssigkeit ist gleich dem Volumen des eingetauchten Körpers V_K. Mit der Dichte der Flüssigkeit ρ_{Fl} beträgt die Auftriebskraft:

$$F_a = \rho_{FL} \cdot V_K \cdot g$$

Im Vergleich dazu ist die Gewichtskraft eines Körpers der Dichte ρK_K:

$$F_g = \rho_K \cdot V_K \cdot g$$

MERKE
Nach dem archimedischen Prinzip werden drei Fälle unterschieden:

$\rho_{FL} < \rho_{FL} \Rightarrow F_a < F_g \Rightarrow$	Der Körper sinkt.
$\rho_{FL} = \rho_{FL} \Rightarrow F_a = F_g \Rightarrow$	Der Körper schwebt in der Flüssigkeit.
$\rho_{FL} > \rho_{FL} \Rightarrow F_a > F_g \Rightarrow$	Der Körper schwimmt und taucht so weit in die Flüssigkeit ein, dass er ein Flüssigkeitsvolumen verdrängt, das seinem eigenen Gewicht entspricht.

Die Dichte von Flüssigkeiten kann mit einem **Aräometer** gemessen werden. Hier taucht ein Probekörper in eine Flüssigkeit ein. Die Eintauchtiefe wird auf einer Skala abgelesen, die so kalibriert ist, dass direkt die Dichte der Flüssigkeit abgelesen werden kann.

CHECK-UP
- Wie hängen Masse und Gewicht zusammen?
- Drück die Einheit Newton (N) durch Basisgrößen des internationalen Einheitensystems aus.
- Wovon hängt die Auftriebskraft eines Körpers ab?
- Welche Reibungskräfte kennst du?

Jetzt bist du dran!

Überblick gewinnen

Notiere dir ca. 5 Stichwörter aus diesem Unterkapitel.

1.3 Arbeit, Energie, Leistung

Thomas Wenisch

Physik

Die Begriffe **Arbeit** und **Energie** können synonym verwendet werden. Als Formelzeichen sind W (Work) oder E (Energy) gebräuchlich.

1.3.1 Arbeit

Die Arbeit ist definiert als das Produkt aus der aufgewendeten Kraft F und dem zurückgelegten Weg s:

$$W = \vec{F} \cdot \vec{s}$$

Es handelt sich hier um das Skalarprodukt zweier Vektoren.

Wirkt die Kraft nicht genau in der Bewegungsrichtung, wird nur die Komponente des Kraftvektors berücksichtigt, die in Richtung der Bewegung verläuft (➤ Abb. 1.2).

$$W = \vec{F} \cdot \vec{s} = |\vec{F}| \cdot |\vec{s}| \cdot \cos\alpha$$

Wenn $F_s = |\vec{F}| \cdot \cos\alpha$ als Komponente der Kraft in Richtung des Wegs gesetzt wird, lässt sich unter Verzicht auf Vektorpfeile auch schreiben:

$$W = F_s \cdot s$$

Ist die Kraft nicht konstant, muss über einzelne Teilstücke summiert werden. Daraus resultiert die allgemeine, integrale Definition der Arbeit:

$$W = \int_{s_1}^{s_2} F_s \cdot ds$$

Die Integrationsgrenzen s_1 und s_2 sind Anfangs- und Endpunkt der Bewegung.

Einheit der Arbeit: Nm. Dafür wird die Einheit **Joule (J)** eingeführt: 1 Nm = 1 J.

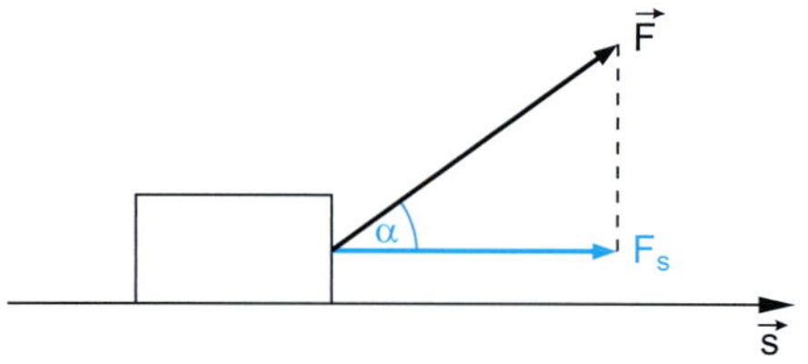

Abb. 1.2 Definition der Arbeit als Produkt der Komponente der Kraft in Richtung des Wegs und der zurückgelegten Wegstrecke [L253]

1.3.2 Energie

Potenzielle Energie

Um einen Gegenstand im Schwerefeld (Gravitationsfeld) auf die Höhe h zu heben, muss die Gewichtkraft $F_g = m \cdot g$ aufgebracht werden. Diese Arbeit heißt **potenzielle Energie** oder **Lageenergie.** Sie beträgt:

$$W = m \cdot g \cdot h$$

Diesen Energiebetrag hat der Gegenstand nun „gespeichert“. Er wird wieder freigesetzt, wenn der Gegenstand herabfällt.

Für die Lageenergie eines Körpers ist seine Höhe entscheidend – nicht die Art und Weise, wie er auf die Höhe gelangt ist.

Kinetische Energie

Ein Körper, der sich mit der Geschwindigkeit v bewegt, besitzt **kinetische Energie** oder **Bewegungsenergie:**

$$W = \frac{1}{2} \cdot m \cdot v^2$$

MERKE

Die kinetische Energie eines Körpers ist proportional zu seiner Masse und proportional zum **Quadrat der Geschwindigkeit.** Eine Verdopplung der Geschwindigkeit bedeutet die 4-fache kinetische Energie.

Energieerhaltung

Die Energie ist eine **Erhaltungsgröße.** Energie kann weder „erschaffen“ noch „vernichtet“ werden, sie geht lediglich von einer Form in eine andere Form über. Das ist ein universelles Naturgesetz.

Fällt z. B. von einem Turm ein Stein herab, so besitzt der Stein vor dem Fall potenzielle Energie. Während des Falls nehmen die potenzielle Energie ab und die kinetische Energie zu, bis die gesamte potenzielle Energie in kinetische Energie umgewandelt ist:

$$W_{pot} = W_{kin}$$

$$m \cdot g \cdot h = \frac{1}{2} \cdot m \cdot v^2$$

Die Masse des Steins ist unerheblich, sie kürzt sich heraus.

1.3.3 Leistung

Die Leistung P ist definiert als Quotient aus Arbeit und Zeit:

$$P = \frac{\Delta W}{\Delta t}$$

Ist die Leistung nicht konstant, ergibt der so berechnete Wert die durchschnittliche Leistung im Zeitintervall Δt. Der Momentwert der Leistung wird durch Differentiation bestimmt:

$$P = \frac{dW}{dt} = \dot{W}$$

Einheit der Leistung: das **Watt (W),** 1 W = 1 J/s.

Das Produkt aus Leistung und Zeit gibt wieder die geleistete Arbeit an. So ist eine Kilowattstunde (kWh): 1 kWh = 1000 J/s · 3600 s = 3.600.000 J = 3,6 MJ.

Wirkungsgrad

In vielen technischen Geräten wird eine Energieform in eine andere umgewandelt. Ein Elektromotor beispielsweise nimmt elektrische Energie auf und gibt Energie in Form mechanischer Arbeit ab.

Leider geht in der Praxis immer auch Energie in nicht nutzbare Formen „verloren“, wie z. B. Reibungswärme.

Das Verhältnis zwischen abgegebener und aufgenommener Leistung wird als **Wirkungsgrad** η bezeichnet:

$$\eta = \frac{P_{abgegeben}}{P_{aufgenommen}}$$

CHECK-UP
- Wie sind Arbeit, potenzielle Energie, kinetische Energie und Leistung definiert?
- Wie verhält sich die kinetische Energie, wenn sich die Geschwindigkeit halbiert?
- Wie verhält sich die potenzielle Energie, wenn sich die Höhe verdoppelt?
- Erkläre den Begriff Wirkungsgrad.

Jetzt bist du dran!

Überblick gewinnen

Notiere dir ca. 5 Stichwörter aus diesem Unterkapitel.

1.4 Impuls, Stoßvorgänge

Thomas Wenisch

Physik

1.4.1 Impuls

Der Impuls ist neben der Energie eine weitere **Erhaltungsgröße.** Der Gesamtimpuls eines Systems aus mehreren Teilchen bleibt erhalten.

Der **Impuls p** ist das Produkt aus Masse und Geschwindigkeit:

$$p = m \cdot v$$

Einheit Impuls: kg · m/s oder N · s.

Impulserhaltung spielt bei Stoßvorgängen bzw. Kollisionen eine wichtige Rolle.

1.4.2 Stoßvorgänge

Inelastischer Stoß

Zwei Körper bleiben nach dem Zusammenstoß miteinander verbunden und bewegen sich mit der gleichen Geschwindigkeit v_n gemeinsam weiter. Die Summe der Impulse vor dem Stoß ist gleich dem Gesamtimpuls nach dem Stoß:

$$m_1 \cdot v_1 + m_2 \cdot v_2 = (m_1 + m_2) \cdot v_n$$

MERKE

Beim Zusammenstoß geht kinetische Energie „verloren", die in andere Energieformen umgewandelt wird, z. B. bei einer bleibenden Deformation. Die **Energieerhaltung gilt** beim inelastischen Stoß daher **nicht.**

Elastischer Stoß

Nach einem elastischen Stoß trennen sich die Körper wieder, und die Geschwindigkeiten nach dem Stoßvorgang v_{1n} und v_{2n} sind im Allgemeinen verschieden. Beim elastischen Stoß bleibt die Gesamtenergie erhalten.

Aus dem Energie- und Impulserhaltungssatz lassen sich die Geschwindigkeiten nach dem elastischen Stoß berechnen:

$$v_{1n} = \frac{2 \cdot m_2 \cdot v_2 + (m_1 - m_2) \cdot v_1}{m_1 + m_2}$$

$$v_{2n} = \frac{2 \cdot m_1 \cdot v_1 + (m_2 - m_1) \cdot v_2}{m_1 + m_2}$$

MERKE

Für den Sonderfall gleicher Massen $\mathbf{m_1 = m_2}$ vereinfacht sich dieses Ergebnis zu:

$$v_{1n} = v_2 \text{ und } v_{2n} = v_1.$$

Die beiden Körper „tauschen" ihre Geschwindigkeiten.

Kraftstoß

Ein Körper wird unter dem Einfluss einer äußeren Kraft beschleunigt. Damit ändert sich auch sein Impuls:

$$F = m \cdot a = m \cdot \frac{\Delta v}{\Delta t} = \frac{\Delta(m \cdot v)}{\Delta t} = \frac{\Delta p}{\Delta t}$$

Wird ein kurzes Zeitintervall betrachtet, in dem die Kraft F konstant ist, ergibt die Multiplikation mit Δt:

$$F \cdot \Delta t$$

$$F \cdot \Delta t = \Delta p$$

wird als Kraftstoß bezeichnet.

CHECK-UP
- Worin unterscheiden sich elastische und inelastische Stoßvorgänge?

Jetzt bist du dran!

Überblick gewinnen

Notiere dir ca. 5 Stichwörter aus diesem Unterkapitel.

1.5 Rotationsbewegung

Thomas Wenisch

Physik

Eine Rotation kann auf verschiedene Arten physikalisch dargestellt werden, mit

- der **Bahngeschwindigkeit** v, mit der sich der Körper entlang seiner Bahn bewegt,
- der **Winkelgeschwindigkeit** ω, die den pro Zeitintervall überstrichenen Winkel angibt (➤ Abb. 1.3), oder mit
- der **Frequenz f,** d. h. die Anzahl der Umläufe pro Sekunde.

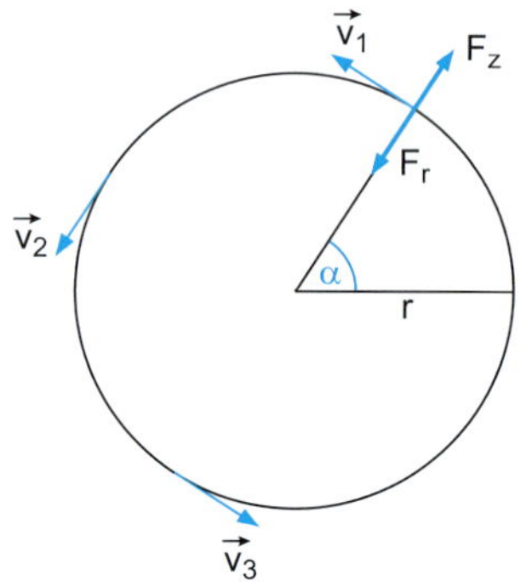

Abb. 1.3 Kreisbewegung [L253]

Winkelgeschwindigkeit

Die Winkelgeschwindigkeit ω ist definiert als:

$$\omega = \frac{d\alpha}{dt} = \dot{\alpha}$$

Der Winkel wird in Radiant als dimensionslose Zahl angegeben.

Einheit der Winkelgeschwindigkeit: s^{-1}.

Die Winkelgeschwindigkeit ist eine vektorielle Größe. Ihre Richtung lässt sich einfach mit der „Rechten-Hand-Regel" bestimmen: weisen die Finger der rechten Hand in die Richtung der Drehung, zeigt der abgespreizte Daumen in die Richtung von $\vec{\omega}$.

Zwischen Bahn- und Winkelgeschwindigkeit besteht der Zusammenhang:

$$v = \omega \cdot r$$

Frequenz

Die Frequenz f einer Rotation gibt die Anzahl der Umläufe pro Sekunde an.

Einheit Frequenz: **Hertz (Hz),** 1 Hz = 1 s^{-1}.

Zwischen der Frequenz und der für einen Umlauf benötigten Zeit T besteht der Zusammenhang:

$$f = \frac{1}{T}$$

Winkelgeschwindigkeit Da bei jedem Umlauf der Winkel 2π überstrichen wird, ist die Winkelgeschwindigkeit:

$$\omega = 2 \cdot \pi \cdot f = \frac{2 \cdot \pi}{T}$$

Die Winkelgeschwindigkeit ω wird auch als **Kreisfrequenz** bezeichnet.

MERKE

1 Hz = 1 s^{-1}

Die Einheit der Frequenz ist Hertz (Hz), 1 Hz = 1 s^{-1}. Die Kreisfrequenz ω wird hingegen stets als s^{-1} angegeben.

Winkelbeschleunigung Für eine Änderung der Winkelgeschwindigkeit lässt sich die Winkelbeschleunigung definieren:

$$a_\alpha = \frac{d\omega}{dt} = \ddot{\alpha}$$

Einheit: rad · s^{-2}.

Zentripetal- und Zentrifugalkraft

Eine Kreisbewegung ist immer eine beschleunigte Bewegung. Dabei treten Kräfte auf.

MERKE

Die **Zentripetalkraft** wirkt zum Kreismittelpunkt hin. Sie hält den Körper auf der Kreisbahn.

Ein Beobachter, der sich auf der Kreisbahn bewegt, spürt die **Zentrifugalkraft.** Sie wirkt radial nach außen.

Zentripetal- und Zentrifugalkraft haben auf einer stabilen Kreisbahn den gleichen Betrag $|\vec{F_z}| = |\vec{F_r}|$

Die Zentrifugal- bzw. Zentripetalkraft ist:

$$F_z = m \cdot \frac{v^2}{r}$$

Mit $v = \omega \cdot r$ kann dies auch mithilfe der Winkelgeschwindigkeit ausgedrückt werden:

$$F_z = m \cdot \omega^2 \cdot r$$

Die Zentrifugal- bzw. Zentripetalkraft hängen ab:

- **linear** vom Radius der Kreisbahn,
- **linear** von der Masse,
- **quadratisch** von der Bahn- bzw. Winkelgeschwindigkeit.

➤ Abb. 1.3 zeigt mit $\vec{v}_1$, $\vec{v}_2$ und $\vec{v}_3$ den Vektor der Bahngeschwindigkeit zu verschiedenen Zeitpunkten. Sein Betrag ist konstant, er ändert jedoch ständig seine Richtung.

Es wirkt die **Zentrifugalbeschleunigung:**

$$a_z = \frac{v^2}{r} = \omega^2 \cdot r$$

Zentrifugalbeschleunigungen werden oft in Vielfachen der Erdbeschleunigung g ausgedrückt, z. B. „… die Probe wird mit 1000 g zentrifugiert."

Drehmoment

Eine Kraft, die an einem Hebelarm angreift, übt ein Drehmoment aus.

$$\vec{M} = \vec{r} \times \vec{F}$$

Das Drehmoment M hängt ab von der Kraft F, der Länge des Hebelarms r und dem Winkel α zwischen beiden:

$$|\vec{M}| = |\vec{r}| \cdot |\vec{F}| \cdot \sin \alpha$$

Einheit Drehmoment: **Newtonmeter (Nm).**

Hinweis: Anders als bei der Arbeit wird beim Drehmoment nicht auf 1 Nm = 1 J gesetzt, sondern in Nm angegeben.

MERKE

Hebelgesetz: Ein drehbar aufgehängter Körper befindet sich im Gleichgewicht, wenn kein resultierendes Drehmoment wirkt. Die Summe der am Drehpunkt angreifenden Drehmomente ist dann gleich Null.

Bei einer Balkenwaage greifen links und rechts des Drehpunkts Kräfte an. Sie bildet einen **zweiarmigen Hebel.**

Beispiele für **einarmige Hebel** finden sich in der Biomechanik des menschlichen Skeletts. Hier greifen die Kräfte nur auf einer Seite des Drehpunkts an und wirken in verschiedene Richtungen.

Schwerpunkt

Der Schwerpunkt eines Körpers ist der Punkt, bezüglich dem sich die Drehmomente aller Masseteilchen ausgleichen.

Der Schwerpunkt liegt bei einem regelmäßigen Körper mit uniformer Dichte in seinem Symmetriezentrum.

Gleichgewicht Ein Körper befindet sich im Gleichgewicht, wenn der Unterstützungspunkt **unterhalb** seines Schwerpunkts liegt. Es werden drei Arten des Gleichgewichts unterschieden:

- **Stabiles** Gleichgewicht: Bei einer Lageänderung wird der Schwerpunkt angehoben. Es entsteht ein Drehmoment, das den Körper wieder in seine Ausgangsposition zurückbringt.
- **Instabiles** Gleichgewicht: Bei einer Lageänderung wird der Schwerpunkt abgesenkt. Das entstehende Drehmoment entfernt den Körper weiter aus seiner Ruhelage.
- **Indifferentes** Gleichgewicht: Die Schwerpunktlage bleibt bei Lageänderung unverändert. Nach einer Positionsänderung befindet sich der Körper erneut im Gleichgewicht.

Rotationsenergie, Trägheitsmoment

In der Rotation eines Körpers ist Bewegungsenergie gespeichert. Diese **Rotationsenergie** ist gegeben durch:

$$E_{rot} = \frac{1}{2} \cdot J \cdot \omega^2$$

Dabei ist J das **Trägheitsmoment** des Körpers.

Einheit Trägheitsmoment: kg m^2.

Ein ausgedehnter Körper ist aus kleinen Teilmassen m_i zusammengesetzt. Für jedes dieser Masseteilchen geht seine Masse und das Quadrat des Abstands r_i zur Drehachse in das Trägheitsmoment ein. Die einzelnen Beiträge lassen sich summieren zu:

$$J = \sum m_i \cdot r_i^2$$

Drehimpuls

Jeder rotierende Körper besitzt einen Drehimpuls:

$$\vec{l} = J \cdot \vec{\omega}$$

Der Drehimpuls ist ein Vektor, der in die gleiche Richtung wie die Winkelgeschwindigkeit $\vec{\omega}$ zeigt. Der Drehimpuls ist genau wie auch der lineare Impuls eine **Erhaltungsgröße.**

Einheit Drehimpuls: kg $m^2 s^{-1}$.

➤ Tab. 1.1 führt die einander entsprechenden Größen für Translations- und Rotationsbewegung auf.

Tab. 1.1 Translations- und Rotationsbewegung

Translationsbewegung		Rotationsbewegung	
Größe	**Einheit**	**Größe**	**Einheit**
Geschwindigkeit	V	Winkelgeschwindigkeit	ω
Beschleunigung	A	Winkelbeschleunigung	a_α
Masse	M	Trägheitsmoment	J
Kraft	F	Drehmoment	M
Impuls	$p = m \cdot v$	Drehimpuls	$l = J \cdot \omega$
Kinetische Energie	$E_{kin} = \frac{1}{2} \cdot m \cdot v^2$	Rotationsenergie	$E_{rot} = \frac{1}{2} \cdot J \cdot \omega^2$

CHECK-UP

- Worin unterscheiden sich Zentrifugal- und Zentripetalkraft?
- Wie hängen Bahn- und Winkelgeschwindigkeit zusammen?
- Was versteht man unter den Begriffen Drehmoment, Trägheitsmoment und Drehimpuls?

Jetzt bist du dran!

Überblick gewinnen

Notiere dir ca. 5 Stichwörter aus diesem Unterkapitel.

Jetzt bist du dran!

Zeichenaufgabe

Zeichne das Bild eines Autoreifens, welcher sich auf einer abfallenden Straße bewegt, um die Haftreibung sowie die Zerlegung eines Kraftvektors darzustellen. Zeichne die Aufstandsfläche, die Richtung der Brems- und Beschleunigungskraft, Normalkraft und Schwerkraft in die Skizze ein. Verdeutliche außerdem die Relevanz der schiefen Ebene, indem du den Winkel α gegen die Horizontale sowie die resultierende Abtriebskraft F_a einzeichnest.
Wie sieht die resultierende Reibungskraft F_r aus?

Anregungen zur weiteren Wiederholung

Zeichne einen inelastischen, einen elastischen Stoß und einen Kraftstoß schematisch nebeneinander auf.

Überblick gewinnen

Nutze deine gesammelten Stichwörter für eine Mindmap oder eine gegliederte Stichwortliste.

KAPITEL

2 Muskeltypen

Biochemie, Histologie, Physiologie

2.1 Übersicht der Muskeltypen

Isa Jauch, Vorauflage: Maximilian Pfau

Biochemie, Histologie, Physiologie

Das Muskelgewebe entwickelt sich aus dem Mesoderm und lässt sich in drei Muskelarten unterteilen: Skelettmuskulatur, Herzmuskulatur und glatte Muskulatur (➤ Tab. 2.1).

Sind die kontraktilen Proteine so regelmäßig angeordnet, dass unter einem Lichtmikroskop eine sichtbare charakteristische Querstreifung auffällt, spricht man von der sog. **quer gestreiften Muskulatur.** Dazu gehören die **Skelettmuskulatur** und die **Herzmuskulatur.**

In der **glatten Muskulatur** hingegen fehlt diese Querstreifung. Die glatte Muskulatur ist Bestandteil aller Hohlorgane im Bauchsitus und ist u. a. für die Peristaltik des Gastrointestinaltrakts verantwortlich. Glatte Muskulatur macht auch einen Teil der Gefäßwände aus und ist so an der Regulation des Blutdrucks beteiligt. Außerdem ist sie im Urogenitaltrakt und in der Lunge von großer Bedeutung. Die glatte Muskulatur wird vom vegetativen Nervensystem innerviert und unterliegt somit nicht der bewussten Kontrolle.

CHECK-UP

Nenne die drei unterschiedlichen Muskeltypen und gib deren Funktion an.

Tab. 2.1 Die drei Muskeltypen

	Glatte Muskulatur	Herzmuskulatur	Skelettmuskulatur
Vorkommen	• Gastrointestinaltrakt • Urogenitaltrakt • Lunge • Gefäße	Herzmuskel	Bewegungsapparat
Innervation	Autonomes Nervensystem	Autonomes Nervensystem	Somatisches Nervensystem
Zellkerne/ Faser	1	1	viele
Synzytium	Nein	Nein (aber funktionelles Synzytium)	Ja

Jetzt bist du dran!

Überblick gewinnen

Notiere dir ca. 5 Stichwörter aus diesem Unterkapitel.

2.2 Skelettmuskulatur

Henrik Holtmann, Isa Jauch, Vorauflage: Maximilian Pfau, Björn Jacobi

Biochemie, Histologie, Physiologie

2.2.1 Feinstruktur

Muskelfaser

Die Muskelfaser ist die kleinste Baueinheit der Skelettmuskulatur. Muskelfasern sind 2–40 cm lang, 10–100 µm breit und von einer Basalmembran umgeben. Die einzelne Faser ist ein **Synzytium** (mehrkerniger Zellverband), das durch die Verschmelzung mitotisch aktiver embryonaler Myoblasten entstanden ist. Der Großteil des Faserzytoplasmas **(Sarkoplasma)** ist angefüllt mit zahlreichen dicht gepackten **Myofibrillen,** den kontraktilen Elementen der Muskelfaser, die bereits lichtmikroskopisch sichtbar sind (➤ Abb. 2.1).

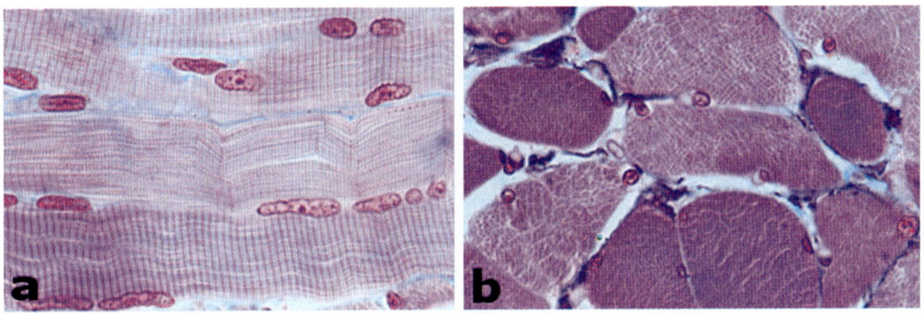

Abb. 2.1 Skelettmuskelfasern im Längs- **(a)** und Querschnitt **(b)**: Zu erkennen sind dunkle (A-Bande) und helle Bereiche (I-Bande) als sichtbare Bereiche der Sarkomere **(a)**. Zellkerne sind an den Rand der Muskelfasern gedrängt (**b**; Azan-Färbung). [P668/T1077]

Sarkomer

Das Sarkomer ist die funktionell wichtige Untereinheit der Fibrille. Im unkontrahierten Zustand hat es eine Länge von 2–3 µm und ist nur unter dem EM näher zu betrachten (➤ Abb. 2.2). Ein Sarkomer setzt sich aus Aktin- und Myosin-II-Filamenten zusammen, wobei jeweils ein Myosinfilament (MF) mit sechs Aktinfilamenten (AF) interagiert.

Z-Scheibe (Zwischenscheibe) Scheibenförmige Struktur zwischen den einzelnen Sarkomeren. Eine Z-Scheibe ist gleichzeitig das Ende des einen und der Anfang des nächsten Sarkomers. In den Scheiben setzen die AF an.

A-Bande Bereich der Myosinfilamente, der im Zentrum des Sarkomers liegt. Die Myosinfilamente brechen unter dem Polarisationsmikroskop das Licht in zwei verschiedene Richtungen **(anisotrop)** und erscheinen unter dem Durchlichtmikroskop dunkel. Als **M-Streifen** wird bei den Filamentbündeln die etwas verdickte Mitte der A-Bande bezeichnet. Beim **H-Streifen (Hensen-Streifen)** handelt es sich um die mittlere Zone der A-Bande, in die keine AF hineinreichen. Er umfasst den M-Streifen plus zusätzliche Bereiche nach lateral, je nach Kontraktionszustand. Bei maximaler Kontraktion entsprechen sich die M-Streifen und H-Streifen.

I-Bande Bereich der AF von einer A-Bande zur nächsten mit der Z-Scheibe dazwischen. Die AF brechen unter dem Polarisationsmikroskop einfach **(isotrope)** und erscheinen im Durchlichtmikroskop hell.

Querstreifung Die Sarkomere der nebeneinanderliegenden Fibrillen befinden sich alle auf gleicher Höhe. Grund dafür ist, dass die parallelen Fibrillen auf zwei Arten miteinander verbunden sind:

- Fixierung aneinander im Bereich der Z-Scheiben durch das Intermediärfilament **Desmin.** Die Ansatzstellen des Desmins am Sarkomer heißen **Costamere.**
- Fixierung an der lateralen Zytoplasmamembran der Muskelfaser über das Protein **Plektin** (Ankerprotein).

Dieser regelmäßige Aufbau bewirkt die bereits lichtmikroskopisch sichtbare Querstreifung der Muskelfasern.

Der regelmäßige Aufbau jedes einzelnen Sarkomers wird noch durch weitere Proteine aufrechterhalten:

- **Nebulinfilamente** stabilisieren die AF.
- **Tropomyosin** und die **Troponine C, I** und **T** sind mit den AF assoziiert, stabilisieren sie und greifen regulierend in den Kontraktionsvorgang ein, indem sie die Bindung zwischen AF und Myosin entweder freigeben oder erschweren.

Die Myosinfilamente sind über das **myosinbindende Protein C** mit **Titinfilamenten** verbunden, die in M-Streifen und Z-Scheibe inserieren und auf Höhe der I-Bande eine elastische Domäne haben, die einer Überdehnung des Sarkomers entgegenwirkt.

MERKE

Zusätzlich zur Querstreifung entstehen bei suboptimaler Strukturerhaltung in histologischen Schnittpräparaten von Skelettmuskulatur auf Längsschnitten durch Spaltbildung zwischen den Fibrillen eine Längsstreifung und auf Querschnitten die sog. **Cohnheim-Felderung,** ein Artefakt, das sich als Muster aus Punkten und Feldern zeigt (➤ Abb. 2.1).

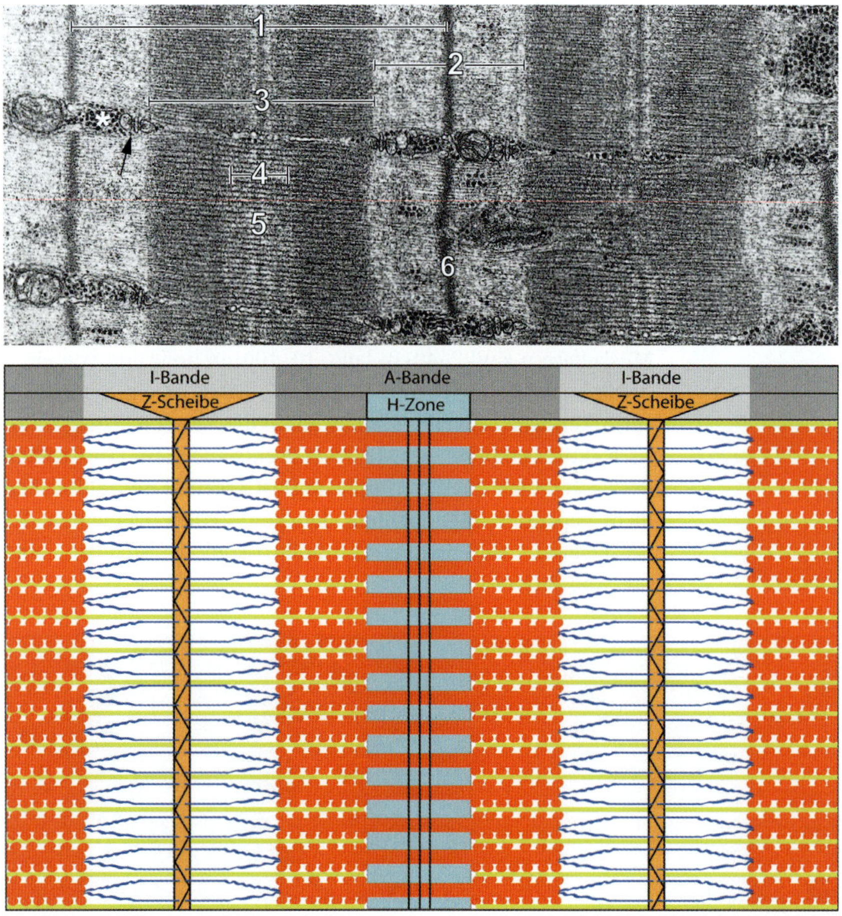

Abb. 2.2 Organisation der Myofilamente in der quer gestreiften Muskulatur im EM-Bild (o.): 1 Sarkomer zwischen zwei Z-Scheiben, 2 I-Bande, 3 A-Bande, 4 H-Zone, 5 M-Linie, 6 Z-Scheibe, → = Triade, * = Glykogen. Darstellung im Schema (u.): gelb = Aktinfilamente, rot = Myosinfilamente, dunkelblau = Titin. [(A) O522, (B) M395] [L253/M375]

Zellorganellen der Muskelfaser

Sarkolemm Zellmembran der Muskelfaser. Zwischen Sarkolemm und den dicht gepackten Fibrillen liegen die Zellkerne und Organellen der Muskelfaser. Jede Faser beinhaltet 100–1000 Zellkerne, die ca. 5–15 µm lang sind und in reifen Muskelfasern immer randständig liegen.
Sarkosomen Mitochondrien vom Cristatyp. Sie liegen zahlreich in Längsrichtung zwischen den einzelnen Fibrillen sowie zwischen Fibrillen und Zellmembran. Sie liefern das für die Kontraktionsvorgänge notwendige ATP.
Sarkoplasmatisches Retikulum (SR) oder Longitudinalsystem (L-System) Das gER der Muskelzelle, das hier als dichtes Membrannetz vorkommt und hauptsächlich längs zur Muskelfaser ausgerichtet ist. Die Schläuche des Membrannetzes werden auch als **L-Tubuli** bezeichnet. Sie speichern Ca^{2+} für die Kontraktionsvorgänge. Im Bereich des H-Streifens umspannt das SR als engmaschiges Geflecht die Myofibrillen. Am Übergang von A- zu I-Bande bildet es zwei parallele, zu den übrigen SR-Schläuchen orthogonal verlaufende Schlauchsysteme, die sog. **Terminalzisternen** (junktionales SR), die sich um die Fibrillen herumziehen.
Transversaltubulus (T-Tubulus) Einstülpung des Sarkolemms zwischen den Terminalzisternen des L-Systems. Die zwei Terminalzisternen und der T-Tubulus bilden zusammen eine Trias, die eine enge Kopplung zwischen Innervation und Ca^{2+}-Freisetzung ermöglicht. Die drei Tubuli stehen direkt miteinander in Verbindung über **junktionale Füßchen.** Dies sind Proteinkomplexe, bestehend aus **Dihydropyridinrezeptoren** im Sarkolemm und **Ryanodinrezeptoren** in der Membran der Terminalzisternen. Sie sind der ultrastrukturelle Ausdruck der Innervations-Ca^{2+}-Freisetzungs-Kopplung.
Sarkoplasma Zytoplasma der Muskelfaser. Es enthält neben den Organellen noch in großer Menge Glykogen sowie **Myoglobin,** ein O_2-bindendes Protein, das dem Muskel seine makroskopisch braune Farbe verleiht. Des Weiteren beinhaltet es in sich ein ausgeprägtes Membranskelett, das u. a. aus **Spektrin** besteht, und das Zytoskelett.
Zytoskelett Stellt die Verbindung her zwischen:
- Kontraktilem Apparat und lateraler Basalmembran über den **Dystrophin-Glykoprotein-Komplex** und **Integrine** – im Sinne eines **Fokalkontakts.**
- Den in Zugrichtung liegenden eingefalteten Enden der Muskelfaser und den ansetzenden Sehnen über die Basalmembran mittels Kollagenfibrillen.

MERKE
Satellitenzellen sind ruhende Myoblasten innerhalb der Basalmembran jeder Skelettmuskelfaser, die den Kern- und Zytoplasmanachschub für die Muskelfasern liefern. Von diesen Zellen geht der Regenerationsprozess aus, wenn Muskelfasern verletzt werden.

Innervation der Muskelfaser

Die Fasern der Skelettmuskulatur werden über motorische Nervenfasern stimuliert, sich zu kontrahieren. An der Innervation sind folgende Zellstrukturen beteiligt:
- **Motorische Vorderhornzelle** (α-Motoneuron)**:** Nervenfaser des **Vorderhorns (Cornu anterius)** der grauen Substanz des Rückenmarks. Von einem α-Motoneuron, das zu den Muskelfasern führt, endet jeweils eine Verzweigung seines Axons an einer motorischen Endplatte.
- **Motorische Endplatte:** Endorgan für die Erregungsübertragung von der Synapse der motorischen Nervenfaser auf die postsynaptische Membran der Muskelfaser. Die ankommende Erregung führt zur Depolarisation der Endplatte. Pro Muskelfaser gibt es i. d. R. nur eine Endplatte. Ausnahme: Typ-I-Fasern (➤ Kap. 2.2.2).
- **Synaptische Vesikel:** ultrastruktureller Bestandteil der Axonterminale. Die Vesikel enthalten den Neurotransmitter **Acetylcholin** und zahlreiche Mitochondrien vom Cristatyp.
- **Subneuraler Faltenapparat:** stark eingefaltete Membran der Muskelfaser, die unterhalb der motorischen Endplatte liegt. Sie enthält viele Acetylcholinrezeptoren.
- **Synaptischer Spalt:** Der auf 100 nm verengte Spalt zwischen Axonterminale und Muskelfaser, genauer gesagt zwischen dem präsynaptischen Synapsenendknöpfchen des Axons und dem postsynaptischen subneuralen Faltenapparat der Muskelfaser. Den Spalt durchzieht eine Basallamina, die sich außerhalb der motorischen Endplatte in die Basallaminae von Schwann-Zelle und Muskelfaser aufteilt. An dem gemeinsamen Stück Basallamina ist das acetylcholinspaltende Enzym **Acetylcholinesterase** verankert.

MERKE
Die Bezeichnung **motorische Einheit** umfasst das α-Motoneuron und alle von ihm innervierten Muskelfasern des gleichen Muskelfasertyps. Die verschiedenen Einheiten liegen in einem Muskel schachbrettartig ineinander verteilt: Je kleiner eine Einheit, desto feiner und differenzierter ist die Kontraktion des Gesamtmuskels.

Muskelsinnesorgane

Muskelspindel Dies sind in den Skelettmuskeln eingelagerte Sinnesorgane. Sie sorgen dafür, dass die Muskelfasern und letztlich der gesamte Muskel nicht überdehnt werden. Sie sind von einer **Perineuralkapsel** überzogen und enthalten speziell gebaute quer gestreifte dünne intrafusale Muskelfasern, sog. **Kernketten-** und **Kernsackfasern,** die von afferenten Nervenendigungen umschlungen werden. Über die Kapsel sind sie fest mit dem Perimysium der „Arbeitsmuskelfasern" verbunden. Über die afferenten Nervenfasern informieren die Spindeln das Rückenmark über den Dehnungszustand des Muskels; gleichzeitig werden sie vom Rückenmark über γ-**Motoneurone** efferent innerviert, deren Aufgabe es ist, Länge und Empfindlichkeit der Muskulatur zu verstellen (➤ Abb. 3.3).
Golgi-Sehnenorgane Sie bestehen aus Sehnenfasern und diese umschlingende afferente Nervenendigungen, die gemeinsam von einer Perineuralscheide überzogen sind und finden sich im Bereich des Muskel-Sehnenübergangs. Sie registrieren die bei Muskelkontraktion eintretende Dehnung der Sehnen.

Die Muskelfaser im Gewebsverband

Die Bindegewebsstrukturen des Muskels dienen seiner Nährstoffversorgung und Reißfestigkeit.

Perimysium internum (Endomysium) Kleinste Einheit im Gewebsverband. Das Endomysium besteht überwiegend aus retikulärem Bindegewebe. Es fasst jeweils bis zu 100 Muskelfasern zu sog. **Primärbündeln** zusammen. In der Bindegewebshülle verlaufen Nerven, Blut- und Lymphgefäße (➤ Abb. 2.1).

Perimysium externum Besteht aus parallelen kollagenen Bindegewebsfasern. Das Perimysium gruppiert mehrere Primärbündel zu **Sekundärbündeln** (Fleischfasern).

Epimysium Netz aus lockeren kollagenen Fasern, das alle Sekundärbündel zu einer Einheit zusammenfasst und umschließt. Hält es den Muskel zusammen und dient als Verschiebeschicht. Das Epimysium selbst ist von einer **Faszie** aus straffem kollagenem Bindegewebe umschlossen. Der Muskel ist mit seiner Außenhülle, der Faszie, verbunden, in dem das Epimysium kontinuierlich in die Muskelfaszie übergeht.

KLINIK

Muskelfasern nehmen im Rahmen des gewöhnlichen Wachstums und bei Training durch **Hypertrophie** an Volumen zu. Bei Inaktivität oder Unterbrechung des Axons des α-Motoneurons **(Denervierung)** kommt es zu einer strukturellen Rückbildung **(Atrophie)** der Skelettmuskelfasern.

2.2.2 Muskelkontraktion

Erregung der Skelettmuskulatur

Während Herz- und glatte Muskulatur die Fähigkeit zur Spontandepolarisation ihrer Zellmembran besitzen, wird die Skelettmuskulatur durch motorische Nervenfasern, sog. α-Motoneurone, innerviert. Diese enden an spezialisierten Synapsen der Muskelfasern, den **motorischen Endplatten.** Wird dort der Neurotransmitter **Acetylcholin** ausgeschüttet, kommt es zur **Depolarisation** der Muskelzelle. Dies geschieht über den nicotinischen Acetylcholinrezeptor vom Typ 1 (N_M-Typ) auf der Muskelzelle, der nach Bindung **zweier** ACh-Moleküle öffnet und unselektiv Kationen in die Zelle strömen. Dadurch entsteht an der subsynaptischen Membran ein **graduiertes EPP,** welches in der Regel **überschwellig** ist. Auf der Sarkolemm öffnen durch die Vordepolarisation spannungsabhängige Na^+-Kanäle der Umgebung. So entsteht ein AP auf der Sarkolemm. Die **Übertragungsrate** von Neuron auf Muskel ist 1 : 1, da jedes präsynaptische AP des Motoneurons auch ein AP der Muskelfaser hervorruft.

Elektromechanische Kopplung

Unter der **elektromechanischen Kopplung** versteht man die Umwandlung eines elektrischen Impulses (AP der Sarkolemm) in eine mechanische Antwort (Muskelkontraktion).

Calciumeinstrom Wird auf der Sarkolemm eines Skelettmuskels ein AP generiert, dann breitet sich dieses entlang von transversalen Membraneinstülpungen **(T-Tubuli)** ins Innere der Muskelfaser aus (➤ Abb. 2.3). Dort werden **L-Typ Ca^{2+}-Kanäle** vom **Dihydropyridin-Typ (DHPR-Rezeptoren)** spannungsabhängig aktiviert und ermöglichen so einen Ca^{2+}-Einstrom in die Zelle. Die L-Typ-Calciumkanäle sind mechanisch an benachbarte RyR_1-Rezeptoren des SR **(longitudinale (L-)Tubuli)** gekoppelt. Durch die

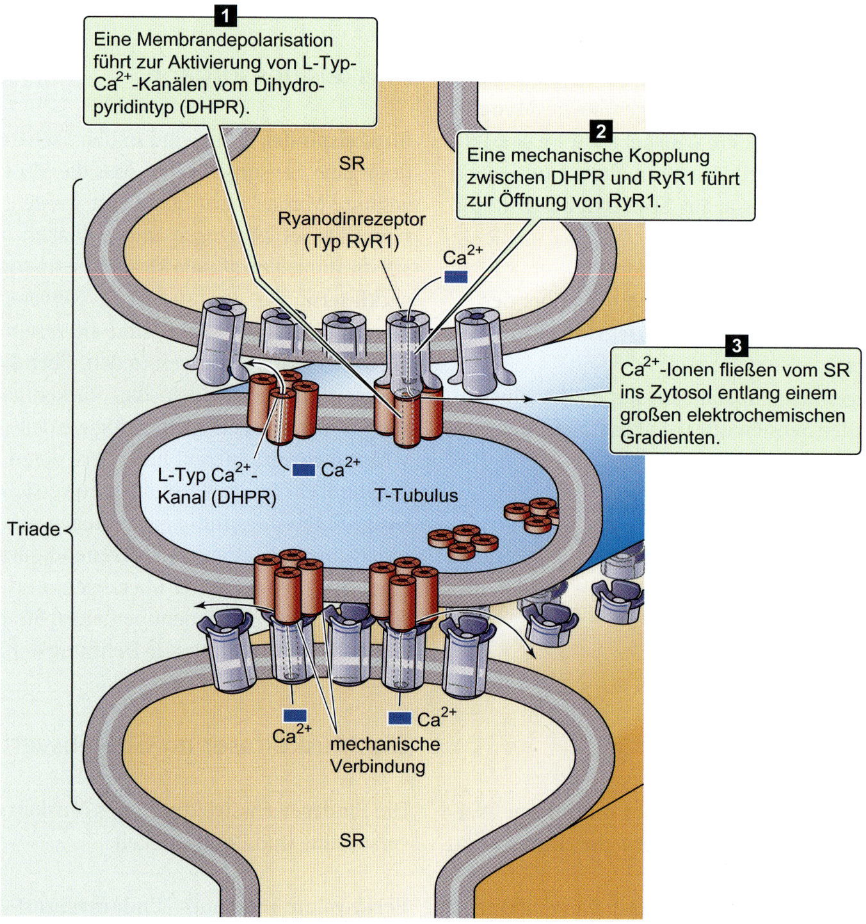

Abb. 2.3 Erregungs-Kontraktions-Kopplung in der Skelettmuskulatur. T-Tubuli sind Einstülpungen der Sarkolemm, die sich bis tief in die Skelettmuskelfaser ziehen und auf zwei Seiten in engen Kontakt mit dem SR treten (Triade). [M394]

Konformationsänderung der DGPR-Rezeptoren öffnen auch die RYR_1-Kanäle, die am sarkoplasmatischen Retikulum liegen. Ca^{2+}-Ionen strömen entlang des großen chemischen Gradienten (1 : 10.000) aus dem SR ins Zytosol, wodurch sich die zytosolische **Ca^{2+}-Konzentration** konsekutiv von **10^{-7} auf 10^{-5} M** erhöht.

MERKE

ACh an der motorischen Endplatte → AChR öffnet → Kationeneinstrom, Depolarisation → spannungsabhängige Na^+ Kanäle öffnen → AP → DHPR öffnen → RyR_1 öffnen → Ca^{2+}-Einstrom.

Troponin-Tropomyosin-Komplex Der Troponin-/Tropomyosin-Komplex blockiert im Ruhezustand die die Bindungsstellen der Myosinköpfchen an F-Aktin. **Troponin** setzt sich aus je einer C-, T- und I-Untereinheit zusammen. Die **C-Untereinheit** ist der **Calciumsensor** und kann bis zu **vier** Ca^{2+}-Ionen binden (➤ Abb. 2.4). Die **T-Untereinheit** ist für die Bindung an **Tropomyosin** verantwortlich. Ist die Calciumkonzentration im Zytoplasma erhöht, kommt es zur Konformationsänderung des Troponin-/Tropomyosin-Komplexes, sodass Myosinbindungsstellen entlang des Aktinfilaments frei werden. Daraufhin kann der Querbrückenzyklus fortschreiten.

Querbrückenzyklus Die Kontraktion des Muskels beruht auf der Interaktion des Motorproteins Myosin II mit Myosinbindungsstellen der Aktinfilamente, die man als Querbrückenzyklus bezeichnet (➤ Abb. 2.5).

- **Rigorkomplex:** In Abwesenheit von ATP bildet Myosin mit Aktin eine starre Bindung aus.
- **Kippbewegung und Bindung:** ATP bindet am Myosinkopf, wodurch sich dieser vom Aktin löst. ATP wird anschließend durch die ATPase-Aktivität des Myosinkopfs zu ADP und Phosphat gespalten. Hierbei kippt der Myosinkopf in die 90°-Position und bindet an einer freien Myosinbindungsstellen des Aktins. Bei der Spaltung von ATP fungiert ein **Mg^{2+}-Ion** als Co-Faktor.
- **Kraftschlag:** Unter Abgabe von Phosphat schlägt der Myosinkopf aus der 90°-Position zurück auf etwa 45° und zieht sich so am Aktin entlang.

Am Ende des Querbrückenzyklus wird das ADP wieder abgegeben. Es bildet sich entweder erneut ein Rigorkomplex aus oder der Myosinkopf bindet direkt ein weiteres ATP und der Querbrückenzyklus läuft nochmal ab. In einer Sekunde kann der Querbrückenzyklus bis zu 100 mal ablaufen.

KLINIK

Totenstarre Nach dem Einsetzen des Todes wird ADP nicht wieder zu ATP regeneriert. Aufgrund des ATP-Mangels bilden die Myosinköpfe starre Rigorkomplexe mit den Aktinfilamenten aus, die Totenstarre (Rigor mortis) tritt ein. Durch Zersetzungsvorgänge wie Autolyse löst sich die Starre nach 24–48 Stunden wieder.

Die Totenstarre ist ein sicheres Todeszeichen. Gemäß der Nysten-Regel wird der **Musculus masseter** als erster Muskel von der Totenstarre befallen.

Lässt die Erregung der Muskelzelle nach, wird die Muskelkontraktion beendet: Ca^{2+}-Ionen werden durch Membranpumpen in zur Speicherung in das SR gepumpt oder aus der Zelle exportiert. Tropomyosin geht aufgrund der sinkenden Ca^{2+} in den Ruhezustand über und besetzt wieder die Myosinbindungsstellen am Aktin. Der Querbrückenzyklus wird beendet.

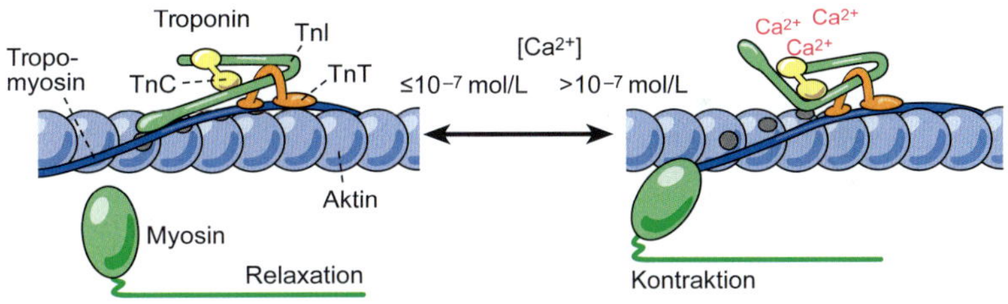

Abb. 2.4 Regulatorische Funktion des Troponin-/Tropomyosin-Komplexes [L106]

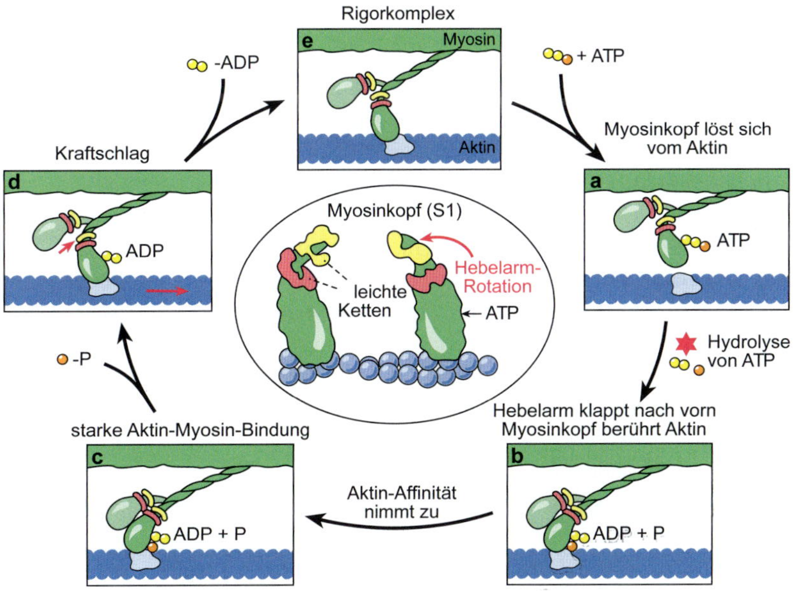

Abb. 2.5 Schematischer Ablauf des Querbrückenzyklus [L106]

2.2.3 Energiestoffwechsel der Skelettmuskulatur

Die Skelettmuskulatur kann große Glykogenspeicher anlegen. Der Großteil der Energie wird dementsprechend mittels **Glykogenolyse** und **Glykolyse** gewonnen. Bei leichter muskulärer Arbeit findet die Glykolyse unter **aeroben Bedingungen** statt. Bei hohem Energiebedarf und mangelnder Sauerstoffzufuhr arbeitet der Muskel vorübergehend **anaerob.** Dabei entsteht **Laktat.**

Cori-Zyklus

Der Skelettmuskel ist nicht zur Gluconeogenese befähigt, sodass selbst unter aeroben Bedingungen Laktat nicht wieder in Glukose umgewandelt werden kann. Der Muskel gibt das Laktat daher in den Blutkreislauf ob. Dies geschieht im **Symport** mit einem H^+-Ion. Das Laktat gelangt dann zur **Leber.** Dort werden **2 Moleküle Laktat** unter Verbrauch von **6 ATP** wieder in **1 Molekül Glukose** umgewandelt. Bei der Reaktion von Laktat zu Pyruvat werden **2 NADH + H^+** gewonnen. Die Glukose gelangt anschließend über den Blutkreislauf wieder zurück zur Muskulatur. Der Kreislauf der Glukose und ihrer Abbauprodukte zwischen Skelettmuskel und Leber wird **Cori-Zyklus** genannt.

Glukose-Alanin-Zyklus

Der Glukose-Alanin-Zyklus ist eine erweiterte Form des Cori-Zyklus. Dabei wird der intrazelluläre Pyruvatspiegel im Muskel reduziert und gleichzeitig einer **Ammoniak-Vergiftung** vorgebeugt. Das bei hoher Belastung durch Proteinabbau anfallende Ammoniak wird mittels Transaminierung durch die Alanin-Aminotransferase (ALAT) auf Pyruvat übertragen. Dabei entsteht **Alanin,** das über den Blutkreislauf in die Leber gelangt. In der Leber überträgt die Alanin-Aminotransferase die Aminogruppe von Alanin auf α-Ketoglutarat. Es entstehen Pyruvat und Glutamat. Pyruvat geht in die Gluconeogenese ein, Glutamat wird durch die Glutamatdehydrogenase desaminiert. Im nächsten Schritt wird das freie Ammoniak mithilfe der Carbamoylphosphat-Synthetase I in den Harnstoffzyklus eingeführt.

Kreatin-Stoffwechsel

Kreatinphosphat deckt bei hohen Belastungen den Energiebedarf des Muskels für die ersten zehn Sekunden. Kreatin wird in zwei Schritten synthetisiert:
- Die **L-Arginin-Glycin-Amidinotransferase** überträgt eine Amidinogruppe von Arginin auf Glycin. Dabei entstehen Ornithin und **Guanidinoacetat.**
- Im nächsten Schritt wird durch die **Methyltransferase** unter Verbrauch von S-Adenosylmethionin (SAM) eine Methylgruppe auf Guanidinoacetat übertragen. Es entsteht Kreatin.

Unter Verbrauch von ATP kann Kreatin anschließend zu Kreatinphosphat phosphoryliert werden. Bei ATP-Mangel gibt es seine Phosphorgruppe wieder an ADP ab und regeneriert so ATP.

Bei einem 100-m-Sprint wird z. B. innerhalb von 2 Sekunden der Großteil des vorrätigen ATPs verbraucht. Innerhalb der nächsten 8 Sekunden wird ADP mittels Kreatinphosphat zu ATP regeneriert. Danach muss ATP über die Glykolyse gewonnen werden.

Kreatinin Bei der Dephosphorylierung von Kreatinphosphat kann es zum **Ringschluss** kommen. So entsteht Kreatinin, das nicht mehr in Kreatinphosphat umgewandelt werden kann und über die Niere ausgeschieden wird.

2.2.4 Muskelkraft

Regulation der Muskelkraft

Die Kraft, welche ein Muskel maximal entfalten kann, hängt von seiner Faserzusammensetzung und seinem Querschnitt ab. Die Kraft einer Kontraktion wird abgestimmt durch:
- Die Rekrutierung einer unterschiedlich großen Anzahl motorischer Einheiten
- Die Änderung der AP-Frequenz
- Vordehnung (Kap. 2.2.6)

Motorische Einheit Die ca. 650 willkürlich innervierten Skelettmuskeln des Menschen werden von **α-Motoneuronen** vom Vorderhorn des Rückenmarks aus versorgt. Die Gesamtheit der von einem Motoneuron innervierten Fasern wird als **motorische Einheit** bezeichnet. Sind wenige Fasern in einer motorischen Einheit zusammengefasst, kann die Muskelkraft feiner reguliert werden (z. B. äußere Augenmuskeln). Zur Innervation aller Muskelfasern einer Einheit trennt sich das Axon eines α-Motoneurons in zahlreiche Kollateralen auf.

Änderungen der AP-Frequenz Ein AP der Skelettmuskelfaser führt stets zu einer starken Freisetzung von Ca^{2+} aus dem SR, sodass es zu einer maximalen Einzelzuckung kommt. Für eine maximale Verkürzung der Muskelfaser müssen sich mehrere Einzelzuckungen in kurzem Abstand wiederholen **(Superposition,** ➤ Abb. 2.6**).**

Tetanische Kontraktion

Verschmelzen aufgrund von Superposition mehrere Einzelzuckungen miteinander, so spricht man von einer (un)vollständigen tetanischen Kontraktion **(Tetanus,** ➤ Abb. 2.6**).** Erst bei vollständigen tetanischen Kontraktionen entfaltet ein Skelettmuskel seine volle Kraft. Die Ca^{2+}-Konzentration im Zytosol sinkt zwischen den einzelnen Reizen nicht mehr ab. Die AP-Dauer muss zur Entstehung eines Tetanus viel kürzer sein als die Dauer einer Einzelzuckung. Im Herzmuskel darf eine solche tetanische Kontraktion nicht stattfinden. Hier ist die Dauer des AP länger.

2.2.5 Elastische Eigenschaften

Bei passiver Dehnung eines Skelettmuskels steigt die Spannung im Skelettmuskel an. Daher wird die Kraft, welche für eine weitere Dehnung benötigt wird, immer größer. Ursache für den überproportionalen Anstieg der erforderlichen Kraft sind elastische Strukturen, die parallel zu den Myofibrillen der Sarkomere angeordnet sind:
- Sarkolemm
- L-Tubuli
- Extrazellulares Bindegewebe

Trägt man die im Muskel registrierte Spannung gegen die Muskellänge bei passiver Muskeldehnung auf, erhält man die **Ruhedehnungskurve (RDK)** eines Skelettmuskels (➤ Abb. 2.7).

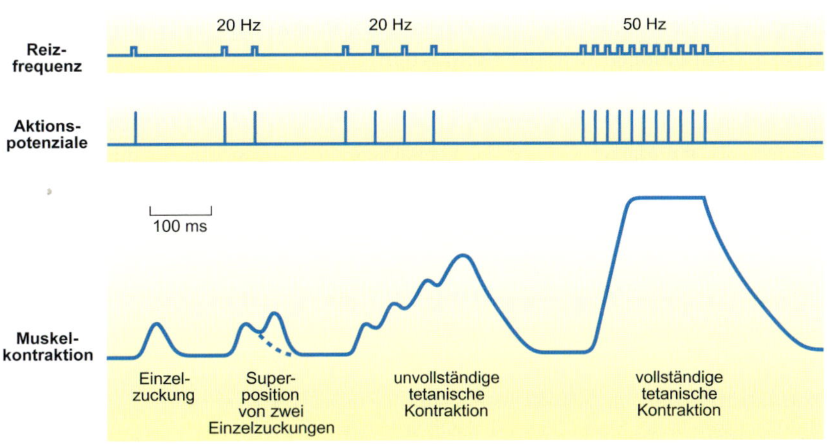

Abb. 2.6 Kraftentwicklung in Abhängigkeit von der Reizfrequenz und Entstehung von tetanischen Kontraktionen [L106]

2.2.6 Kraft-Längen-Diagramm

Verschiedene Kontraktionsformen

Auf der Grundlage verschiedener Dehnungszustände kann man einen Skelettmuskel durch elektrische Reizung kontrahieren lassen. Je nach Befestigung des Muskels sind dabei verschiedene Kontraktionsformen zu unterscheiden, die in der Natur zumeist nicht getrennt voneinander zu beobachten sind.

Isometrische Kontraktion Wird ein Muskel an seinen beiden Enden in einer Apparatur **fixiert** und dann durch **elektrische Reizung** zu einer Kontraktion gebracht, erzeugt er eine Spannung, ohne sich zu verkürzen. Bringt man Spannungsfedern an den Enden der Muskelfaser an, so lässt sich diese Kraft registrieren und im Kraft-Längen-Diagramm eintragen. Ausgangspunkt bei jeder Messung ist eine unterschiedliche Vordehnung des Muskels entsprechend der Ruhedehnungskurve. Misst man die maximale isometrische Kraftentwicklung und trägt sie ins Kraft-Längen-Diagramm ein, so erhält man die **Kurve der isometrischen Maxima** (➤ Abb. 2.7). Zieht man hiervon die RDK ab, so erhält man die **aktive Kraft-Längen-Kurve.** Das glockenförmige Aussehen dieser Kurve ist mit unterschiedlichem Überlappungsgrad der Aktin- und Myosinfilamente zu erklären. An ihrem Maximum beträgt die Länge der einzelnen Sarkomere des Muskels **2,0–2,2 µm.** Dies entspricht dem physiologischen Arbeitsbereich der Skelettmuskulatur. Bei kürzeren Längen wird die Kraft geringer, da sich die Aktinfilamente überlappen. Bei größeren Längen können nicht mehr alle Myosinköpfchen Querbrücken mit den Aktinfilamenten ausbilden. Erreicht ein Sarkomer eine Länge von etwa 3,6 µm, kann keine aktive Kraft mehr entwickelt werden. Dann nähert sich die Kurve der isometrischen Maxima der RDK an. Bei isometrischen Kontraktionen leistet ein Muskel keine Arbeit, da er sich nicht verkürzt (Arbeit = Kraft × Weg). Die von ihm erzeugte Kraft wird vollständig als Wärme abgegeben.

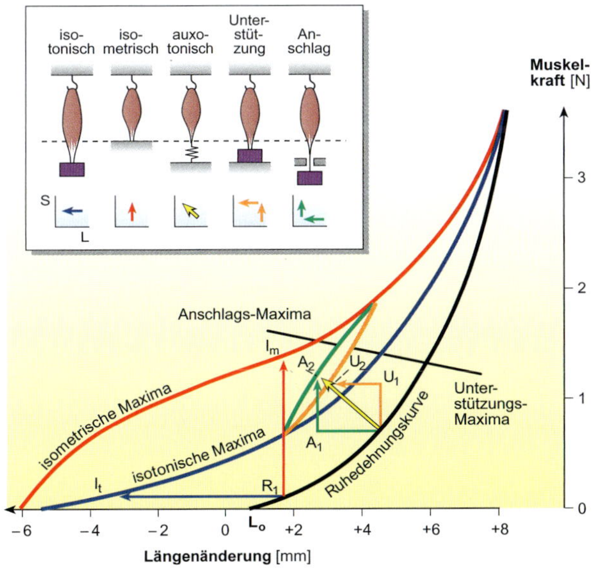

Abb. 2.7 Kontraktionsformen (Kasten) und Kraft-Längen-Diagramm des Skelettmuskels [L106]

Isotonische Kontraktion Hebt man die Fixierung der Muskelenden in der Messapparatur auf, so kann er sich frei kontrahieren. Dadurch wird durch seine Kontraktionskraft keine zur Ruhedehnung zusätzliche Spannung aufgebaut. Jedoch hängt auch das Ausmaß der Muskelverkürzung von seiner Vordehnung ab, welche durch das Anhängen von Gewichten verändert wird. Registriert man die maximale Muskelverkürzung in Abhängigkeit der Vordehnung, erhält man die **Kurve der isotonischen Maxima** (➤ Abb. 2.7).

Unterstützungskontraktion Will man die maximale Verkürzung eines Muskels unabhängig von seiner Vordehnung durch die angehängten Gewichte bestimmen, so muss man ihn auf das Ausgangsniveau anheben („unterstützen"). Reizt man nun den Muskel, kontrahiert er sich zunächst isometrisch, bis die Gewichtskraft des angehängten Gewichts erreicht ist. Dann kommt es zu einer, je nach Belastungsgröße, unterschiedlich starken isotonischen Muskelverkürzung. Trägt man die maximal möglichen Unterstützungskontraktionen bei unterschiedlicher Gewichtsbelastung und (definitionsgemäß) gleicher Muskellänge in das Kraft-Längen-Diagramm ein, erhält man die **Kurve der Unterstützungsmaxima** (➤ Abb. 2.7). Je größer das verwendete Gewicht ist, desto kleiner fällt die maximal mögliche Muskelverkürzung aus. Das Heben eines Gewichts stellt ein Beispiel für eine Unterstützungskontraktion im Alltag dar.

Anschlagzuckung Das Gegenteil einer Unterstützungskontraktion: Auf eine Phase der isotonischen Muskelverkürzung erfolgt eine isometrische Kontraktion, da die weitere Verkürzung der Muskelfasern verhindert wird (➤ Abb. 2.7). Dies ist z. B. bei der Kaubewegung der Fall.

Auxotone Kontraktion Isotonische und isometrische Komponenten einer Kontraktion laufen gleichzeitig ab, in vivo sind die meisten Kontraktionen auxotone Kontraktion.

MERKE

Verkürzt sich der Muskel während der Kontraktion, spricht man von einer **konzentrischen** Kontraktion. Bei einer **exzentrischen** Kontraktion nimmt die Länge des Muskels während einer Kontraktion zu. Die Kontraktion hat eine Bremswirkung, wie zum Beispiel beim Bergabgehen. Der Muskel kann hierbei **mehr Kraft** ausüben als bei einer konzentrischen Kontraktion, verbraucht aber **weniger Energie.**

KLINIK

Muskelkater Wird ein Muskel ungewohnt stark belastet, kommt es zu Mikrorissen in der Muskulatur. Die damit verbundene Entzündungsreaktion setzt nach einiger Zeit ein und führt zu Muskelschmerzen.

Muskelarbeit

Die **Arbeit** eines Muskels entspricht dem Produkt aus der aufgewendeten **Kraft** und dem bei der Kontraktion zurückgelegten **Weg.** Sie lässt sich als Fläche unter der Kurve aus dem Kraft-Längen-Diagramm ablesen. Bei isometrischen Kontraktionen ist die geleistete Arbeit 0 J. Bei Unterstützungskontraktionen ist sie bei mittlerem Gewicht maximal.

2.2.7 Verkürzungsgeschwindigkeit, Leistung und Wirkungsgrad

Hill-Kurve Die Geschwindigkeit der Muskelkontraktion hängt wie die Verkürzungslänge von der Größe der bewegten Last ab. Sie ist umso schneller, je geringer die Last ist. Dies findet Ausdruck in der **Hill-Kurve,** die entsprechend des antiproportionalen Zusammenhangs einen hyperbolischen Verlauf aufweist (➤ Abb. 2.8).
Muskelleistung Die Muskelleistung [W] ist gleich dem Produkt aus Muskelkraft [N] und der Verkürzungsgeschwindigkeit [m/s]. Wie die Arbeit ist sie bei mittlerer Belastung und Verkürzungsgeschwindigkeit am größten.
Wirkungsgrad Das ist derjenige Teil der verbrauchten Energie, der in Muskelarbeit umgesetzt wird. Der restliche Teil der Energie geht als Wärme verloren oder dient der körperlichen Thermogenese. Typischerweise beträgt der Wirkungsgrad menschlicher Muskeln etwa 20–30 %.

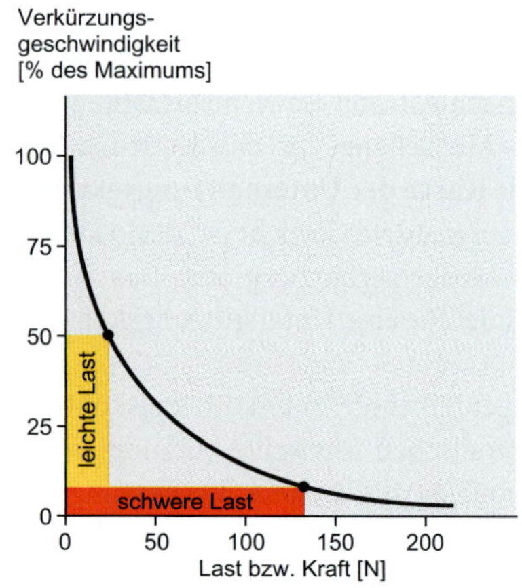

Abb. 2.8 Hill-Kurve: Zusammenhang zwischen Verkürzungsgeschwindigkeit und zu bewegender Last eines Muskels [L253]

2.2.8 Funktionsunterschiede der Muskelfasertypen

Verschiedene Skelettmuskelfasertypen (s. o.) ermöglichen unterschiedliche Funktionen im menschlichen Körper. Die Rückenmuskulatur etwa ist auf Haltearbeit spezialisiert – viele Muskeln der Extremitäten dagegen ermöglichen schnelle, kräftige Bewegungen. Diese Spezialisierung findet Ausdruck in Differenzierungen der Skelettmuskelfasern in drei Subtypen.

Typ-I-Fasern Dieser Fasertyp ermöglicht **andauernde Kontraktionen,** verfügt aber nur über begrenzte Kontraktionskraft. Ihre Energie beziehen Typ-I-Fasern aus der **aeroben** Glykolyse und der Oxidation von Fettsäuren. Hierfür besitzen sie einen **hohen Myoglobingehalt** und zahlreiche Mitochondrien. Ihre Verkürzungsgeschwindigkeit ist langsam, weshalb sie auch als „Slow-Twitch-Fasern" bezeichnet werden. Sie kommen v. a. in Haltemuskeln am Rücken, Rumpf und dem M. soleus vor.
Typ-IIA-Fasern Sie verkürzen sich schneller als Typ-I-Fasern, ihre Kontraktionen sind jedoch nicht so ausdauernd. Ihre Kontraktionskraft ist größer. Sie decken einen Teil ihrer Energie aus **anaerober** Glykolyse.
Typ-IIX-Fasern Dieser Fasertyp weist die höchste Kontraktionskraft und -geschwindigkeit auf, ermüdet aber auch am schnellsten. Er besitzt große Glykogenspeicher, da ein Großteil der Energie durch anaerobe Glykolyse gewonnen wird.

Zugrunde liegende Mechanismen

Die **Kinetik der Kontraktionen** einer Skelettmuskelfaser (langsam oder schnell) hängt im Wesentlichen von der ATPase-Aktivität der Myosin-II-Isoform ab. Typ-IIX-Fasern mit hoher ATPase-Aktivität verbrauchen in derselben Zeit weitaus mehr ATP als Typ-I-Fasern, da sie die Querbrückenzyklen schneller durchlaufen. Sie arbeiten daher aber auch unökonomischer. Über den Muskeltyp entscheidet letztendlich das innervierende Motoneuron: Je hochfrequenter ein Motoneuron eine motorische Einheit erregt, desto eher differenzieren sich ihre Muskelfasern zum Typ IIX. Inwieweit Kraft- oder Ausdauertraining die Transdifferenzierung von Muskelfasertypen beeinflussen, wird nach wie vor heftig diskutiert. Es ist jedoch anzunehmen, dass genetische Einflüsse die Bandbreite der Variation in einem bestimmten Rahmen einschränken.

Jetzt bist du dran!

Überblick gewinnen

Notiere dir ca. 5 Stichwörter aus diesem Unterkapitel.

2.3 Herzmuskulatur

Henrik Holtmann, Isa Jauch, Vorauflage: Björn Jacobi, Maximilian Pfau

Biochemie, Histologie, Physiologie

2.3.1 Feinstruktur

Die Muskulatur ist ebenfalls quer gestreift, die Herzmuskelzellen **(Kardiomyozyten)** weisen aber einige Besonderheiten auf (➤ Abb. 2.9):

- Kardiomyozyten sind deutlich kleiner: nur etwa 50–150 µm lang und ca. 15 µm breit.
- 1–2 ovale Zellkerne pro Zelle: Lage zentral, im Längsschnitt 12 µm lang.
- Zellorganellen wie Golgi-Apparat und Lysosomen sowie Pigmentablagerungen wie Lipofuszingranula („Alterspigment") liegen in Nähe der Kernpole.
- Deutlich höhere Anzahl von Mitochondrien.
- Breitere T-Tubuli, die sich auf Höhe der Z-Scheiben einstülpen. L- und T-Tubuli bilden lediglich **Dyaden,** d. h. nur ein L-Tubulus verläuft neben dem T-Tubulus.
- Basalmembran umgibt die Herzmuskelzelle.

Kardiomyozyten

Herzmuskelzellen verzweigen sich und stehen an jedem ihrer Enden über bereits lichtmikroskopisch sichtbare, stärker gefärbte **Disci intercalares (Glanzstreifen)** in Verbindung, wodurch Ketten von Herzmuskelzellen entstehen. Die Zellmembranen benachbarter Zellen sind unter dem EM betrachtet an diesen Streifen eingestülpt und in Zugrichtung überwiegend mechanisch durch **Fasciae adhaerentes** und **Desmosomen** verbunden, orthogonal zur Zugrichtung durch **Gap junctions,** die überwiegend durch Connexin 43 geformt sind. Dadurch kann die Erregung von Zelle zu Zelle springen, sodass ein **funktionelles Synzytium** entsteht. Die Basalmembranen der verbundenen Zellen gehen hier ineinander über.

Spezialisierte Kardiomyozyten

Die **Erregungsbildung und -leitung** geht im Herzmuskelgewebe von **spezialisierten Herzmuskelzellen (sog. Purkinje-Myozyten oder -Fasern)** aus. Ultrastrukturell unterscheiden sie sich vom Arbeitsmyokard durch Myofibrillenarmut, viel Sarkoplasma und Glykogeneinlagerungen. **Spezialisierte Vorhofkardiomyozyten (myoendokrine Zellen in den Herzohren)** synthetisieren **ANP** (atriales natriuretisches Peptid), was ultrastrukturell an eingelagerten **Granula** im Zytoplasma zu erkennen ist. Auf Dehnung der Vorhöfe wird es ins Blut sezerniert und bewirkt in der Niere eine erhöhte Ausscheidung NaCl-, und damit auch Wasserausscheidung. Im juxtaglomerulären Apparat wird die Renin-Ausscheidung gebremst. Deshalb wird ANP auch als **Aldosteronantagonist** angesehen). Im Hypothalamus wird durch ANP außerdem das Durstgefühl gehemmt und im HHL hierdurch die ADH-Sekretion gedrosselt.

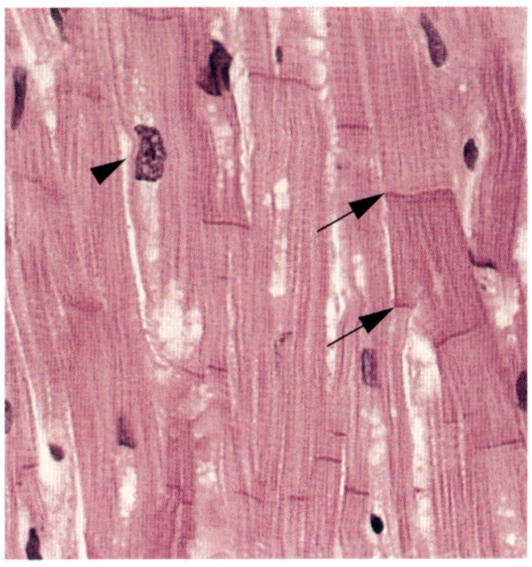

Abb. 2.9 Herzmuskulatur: Glanzstreifen (→), Zellkern (►) (Längsschnitt, H. E., 300-fach) [M375]

2.3.2 Energiestoffwechsel der Herzmuskulatur

Bei körperlicher Belastung kann das Herz Laktat aus dem Blutkreislauf aufnehmen und reoxidieren. Laktat reagiert dabei unter Reduktion von NAD^+ zu Pyruvat. Voraussetzung für die Reoxidation von Laktat ist eine ausreichende Sauerstoffversorgung des Herzmuskels über die Koronararterien. Bei körperlicher Belastung kann das Herz bis zu **60 %** seines Energiebedarfs aus **Laktat,** welches in der anaerob arbeitenden Skelettmuskulatur produziert wird, decken.

CHECK-UP

- Welche Art von Zellkontakt liegt dem funktionellen Synzytium des Myokards zugrunde?
- Welches Substrat kann der Herzmuskel zur Energiegewinnung nutzen?

2.3.3 Elektromechanische Kopplung

In der Herzmuskulatur existiert – anders als beim Skelettmuskel (➤ Kap. 2.2) keine direkte mechanische Kopplung zwischen DHPR-Rezeptoren und RyR-Kanälen. Stattdessen fließen durch die spannungsabhängigen Ca^{2+}-Kanäle der T-Tubuli Ca^{2+}-Ionen von **extrazellular** ins Zytosol. Diese wiederum bewirken dann eine Öffnung der kardialen **RyR_2-Kanäle** und damit eine weitere Ca^{2+}-Freisetzung aus dem SR **(Ca^{2+}-induzierte Ca^{2+}-Freisetzung).**

Jetzt bist du dran!

Überblick gewinnen

Notiere dir ca. 5 Stichwörter aus diesem Unterkapitel.

2.4 Glatte Muskulatur

Henrik Holtmann und Isa Jauch, Vorauflage: Maximilian Pfau

Biochemie, Histologie, Physiologie

2.4.1 Feinstruktur

Zellform

Spindelförmige und teilungsfähige Zellen, bis zu 10 µm breit und 800 µm lang. Sie liegen häufig in einem engen Zellverband, finden sich in nahezu allen Wänden menschlicher Hohlorgane und beeinflussen dort die luminale Weite. Auf Querschnitten zeigen die Zellen einen **zentral** gelegenen Zellkern. Auf Längsschnitten hat der ca. 8–25 µm lange Kern in unkontrahiertem Zustand eine **Zigarren-,** in kontrahiertem Zustand eine **Korkenzieherform** (➤ Abb. 2.10).

Zellbestandteile

Zellorganellen und andere Bestandteile des freien Zytoplasmas liegen überwiegend an den beiden spitz zulaufenden Polen des Kerns mit Ausnahme einzelner Ca^{2+}-speichernder gER-Schläuche. Die Schläuche befinden sich in Nähe der Plasmamembran unweit sog. **Caveolae,** tropfenförmige Einsenkungen der Plasmamembran, die vermutlich an der Stimulus-Kontraktionskopplung beteiligt sind. Letztere sind dicht mit Ca^{2+}-Pumpen besetzt, welche in der quer gestreiften Muskulatur den T-Tubuli entsprechen.

Das restliche Zytoplasma der glatten Muskelzellen erscheint in H. E.-Schnitten einheitlich rot und in Van-Gieson-Schnitten gelb. Die Bezeichnung „glatt" rührt von der homogenen Einfärbung her.

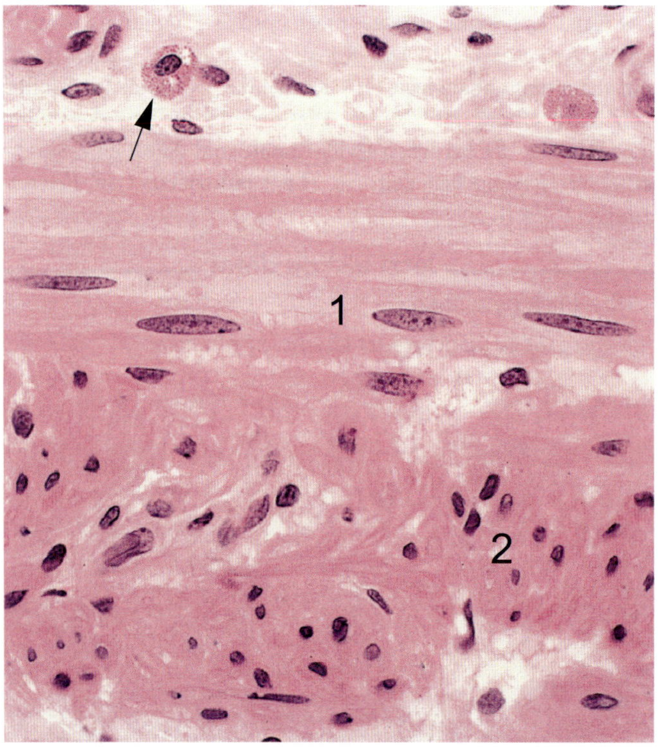

Abb. 2.10 Glatte Muskulatur: längs angeschnitten und im Längsschnitt zigarrenförmigen Kernen **(1)** und quer geschnitten **(2)** mit im Anschnitt runden Kernanschnitten (H. E.; hohe Vergrößerung). Mastzelle (→) [L141].

Kontraktiler Apparat und Zytoskelett

Ultrastrukturell ist das Zytoplasma glatter Muskelzellen dicht angefüllt mit Bestandteilen von:

- **Kontraktilem Apparat:** bestehend aus Aktin- und Myosinfilamenten, die durch einen ineinander verlaufenden Gleitvorgang zur aktiven Verkürzung führen.
- **Zytoskelett:** verantwortlich für Stabilisierung und Form der Zelle. Die Molekülketten der Proteine Aktin und Myosin-II gruppieren sich zu sog. Bündeln, von denen die meisten nach der Längsachse der Zelle angeordnet sind. Bis zu 14 Aktinfilamente (AF), die mit **Caldesmon** (Calmodulin binding protein) und dem Protein **Tropomyosin** verknüpft sind, interagieren hier mit einem Myosinfilament. Jedoch kommt es nicht zu einem regelmäßigen Aufbau von Myofibrillen oder auch Sarkomeren wie in der quer gestreiften Muskulatur.

Zudem wird die Muskelzelle von einem dichten Netz aus Intermediärfilamenten, vorwiegend **Desmin-Filamenten,** durchzogen; in der glatten Gefäßmuskulatur sind es hauptsächlich **Vimentin-Filamente.** Das intermediäre Filamentnetz läuft aus in zytoplasmatischen Verdichtungszonen bestehend aus **α-Aktinin,** das den Z-Linien der quer gestreiften Muskulatur entspricht, und membranösen **Anheftungsplaques** aus Talin und Vinculin. An den Verdichtungszonen und Anheftungsplaques inserieren auch die AF der Bündel und dienen dem kontraktilen Apparat als Ansatz.

Tonusregulierung

Neurogen Die Muskelzellen werden durch das vegetative Nervensystem – Sympathikus, Parasympathikus und enterisches Nervensystem (ENS) – innerviert. Die Enden ihrer unmyelinisierten postganglionären **Axone** (**Neuraxon,** Nervenfaser) zweigen sich baumartig auf. Jeder Ast trägt präterminal zahlreiche mit synaptischen Vesikeln angefüllte Erweiterungen, die **Varikositäten (Boutons, En-passant-Synapsen),** die nicht von Schwann-Zell-Membranen umhüllt sind. Varikositäten sind neuromuskuläre Synapsen, die im Gegensatz zur neuromuskulären Endplatte der Skelettmuskulatur sehr einfach gebaut sind. Transmitter sind:

- Sympathikus: Noradrenalin
- Parasympathikus: Acetylcholin
- ENS: z. B. Dopamin und Serotonin

Myogen Spezialisierte glatte Muskelzellen im Zellverband der glatten Muskulatur, sog. **Schrittmacherzellen,** erzeugen spontan – z. B. bei Dehnung – elektrische Impulse, die über Gap junctions an die Nachbarzellen weitergegeben werden. Der gesamte Zellverband wird durch die Gap junctions funktionell verbunden **(funktionelles Synzytium).**

Hormonell und anorganisch Auch Hormone wie Adrenalin, Histamin, Östrogen und Oxytocin, Adenosin, Arachidonsäuremetaboliten und anorganische Verbindungen wie Stickstoffmonoxid (NO) beeinflussen den Tonus der glatten Muskelzellen.

MERKE

Single-unit-Typ Überwiegend myogen innervierte glatte Muskulatur, nur schwache neurogene Reizung. Es gibt eine große Menge von Gap junctions. Wenige Varikositäten sind durch weite Spalten von den glatten Muskelzellen getrennt.

Multi-unit-Typ Hauptsächlich neurogen innerviert, nur wenig myogene Reizung. Geringe Anzahl von Gap junctions und hohe Anzahl von Varikositäten, die durch enge Spalten von den glatten Muskelzellen getrennt sind.

Kontraktionsvorgang

Jede glatte Muskelzelle wird von einer eigenen Basalmembran umgeben und ist durch wenig EZM von benachbarten Muskelzellen getrennt. Die Aktinfilamente der Bündel sind indirekt über die Anheftungsplaques mit ebenfalls an diesen Plaques inserierenden **Integrinen** verbunden, die wiederum an die Basallamina anknüpfen. Durch diese Kopplung wird die Kontraktion der Zelle auf die Muskelzellmembran, die Basalmembran und letztlich über kleine elastische Sehnen auf die EZM übertragen.

2.4.2 Eigenschaften

Erregung und Kopplung Das Ruhepotenzial der glatten Muskulatur beträgt, im Gegensatz zu dem der Skelettmuskulatur von etwa –90 mV, etwa -50 bis -60 mV. Die Depolarisation während eines AP wird in der glatten Muskulatur durch Ca^{2+}-Kanäle vermittelt. Dies führt zu **längeren Spikes** als in der Skelettmuskulatur (etwa 100 ms) und zur Ausbildung von **Plateauphasen** (100 ms bis einige s). Spikes können auch auf sog. **Slow-Wave-Potenzialen** „reiten". Dabei lagern sich von spannungsabhängigen Ca^{2+}-Kanälen getragene Spikes auf spontane, langsame, wellenförmige Membrandepolarisationen auf, die zur Überschreitung des Schwellenpotenzials führen. Kontraktionen können in der glatten Muskulatur jedoch auch ohne assoziiertes AP entstehen. Ursächlich hierfür sind dann andere, die intrazellulare Ca^{2+}-Konzentration erhöhende Mechanismen, z. B. bestimmte Second messenger-, die Ca^{2+}-Kanäle in der Plasmamembran aktivieren oder die Öffnung Dehnungsabhängiger Ca^{2+}-Kanäle. Der intrazellulare $Ca2^{+}$-Spiegel wichtig für die Kontraktionsauslösung in der glatten Muskulatur. $Ca2^{+}$ strömt dabei v. a. von extrazellular in die Zelle ein, bindet dann jedoch nicht an Troponin (wird im glatten Muskel nicht exprimiert!), sondern an **Calmodulin.** Dieses bindet vier Ca^{2+}-Ionen und aktiviert die MLCK, welche daraufhin die regulatorische leichte Kette des Myosins phosphoryliert und damit den Querbrückenzyklus freigibt.

Querbrückenzyklus Die **ATPase-Aktivität** des Myosins ist in der glatten Muskulatur im Vergleich zum Skelettmuskel **sehr gering.** Dadurch wird gewährleistet, dass der Querbrückenzyklus langsamer verläuft und so weniger Energie verbraucht. Die Kontraktionsgeschwindigkeit ist dadurch deutlich geringer. Außerdem hält die Kraftentwicklung zwischen Aktin und Myosin länger an durch eine auch ohne ATP-Verbrauch aufrechterhaltene Interaktion. Das Ausmaß der Verkürzung ist bei glatten Muskeln durch die längeren Aktinfilamente und größere „Wanderungsstrecken" des Myosins entlang des Aktins deutlich größer als im Skelettmuskel.

2.4.3 Regulation der Kontraktion

Neben dem vegetativen Nervensystem wird die Aktivität glatter Muskeln auch durch eine Vielzahl von Botenstoffen, Hormonen, Umgebungsfaktoren und durch mechanische Reize reguliert. Im glatten Muskel ist **MLC_{20}** die regulatorische **leichte Kette** des Myosins. Myosin ist nur dann aktiv, wenn MLC_{20} **phosphoryliert** ist (➤ Abb. 2.11).

Myosin-leichte-Ketten-Kinase

Die **Phosphorylierung** der leichten Kette wird durch die Myosin-leichte-Ketten-Kinase (MLCK) katalysiert und ermöglicht so die **Kontraktion** der Muskelzelle.

Regulation Adrenalin führt in Blutgefäßen über das Binden an **α_1-Adrenozeptoren** zur **Vasokonstriktion.** Der aktivierte G_q-gekoppelte α_1-Adrenozeptor bewirkt eine Erhöhung der intrazellulären Calciumkonzentration. Vier **Ca^{2+}-Ionen binden an Calmodulin,** das anschließend an die MLCK bindet und diese aktiviert. Durch die darauffolgende Kontraktion der Muskulatur kommt es zur Vasokonstriktion. Die durch α_1-Adrenozeptoren aktivierte Proteinkinase C hemmt parallel die Myosin-leichte-Ketten-Phosphatase.

Myosin-leichte-Ketten-Phosphatase

Die Myosin-leichte-Ketten-Phosphatase (MLCP) ist der Gegenspieler der MLCK. Sie dephosphoryliert MLC_{20} und führt somit zur **Relaxation** der glatten Muskulatur (➤ Abb. 2.11).

Regulation Die MLCP ist im phosphorylierten Zustand aktiv. Adrenalin bewirkt durch Anbinden an den β_2-Adrenozeptor über das G_s-Protein und die Adenylatcyclase einen Anstieg der intrazellulären cAMP-Konzentration. Dies führt konsekutiv zur Aktivierung der Proteinkinase A (PKA), die im Folgenden die MCLP

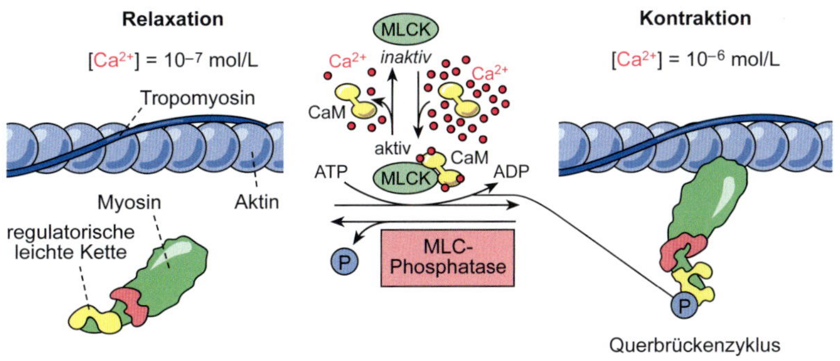

Abb. 2.11 Regulation der glatten Muskulatur [L106]

durch Phosphorylierung aktiviert. Auch NO führt über die lösliche Guanylatcyclase zu einem Anstieg des cAMP-Spiegels, wodurch die PKG aktiviert und damit die MLCP phosphoryliert wird.

MERKE

Das Verhältnis der Aktivität von MLCK und MLCP entscheidet über den Kontraktionszustand.

Tonusregulation

Der Tonus glatter Muskelzellen kann fein abgestuft werden. Er ergibt sich aus dem Gleichgewicht zwischen kontrahierenden und relaxierenden Faktoren. Ein und dasselbe Hormon kann abhängig von den auf der Zielzelle exprimierten Rezeptoren sowohl kontrahierend als auch relaxierend wirken. In peripheren Gefäßen führt Adrenalin zum Beispiel über α_1-Adrenozeptoren zur Vasokonstriktion während es in den Koronargefäßen am Herzen über β_2-Adrenozeptoren zur Vasodilatation führt.

KLINIK

Sildenafil (Viagra®) ist ein Phosphodiesterase-5-Hemmer. Die Phosphodiesterase-5 baut cGMP ab. Durch Sildenafil wird also der cGMP-Spiegel erhöht. Dies führt zur Vasodilatation der Gefäße, die den Schwellkörper des Penis versorgen.

CHECK-UP

- Erläutere anhand der Signalkaskaden, wieso Adrenalin in peripheren Gefäßen zur Vasokonstriktion und in Bronchien zur Vasodilatation führt.
- Welche Signalkaskade liegt der NO-vermittelten Muskelrelaxation zugrunde?

Jetzt bist du dran!

Überblick gewinnen

Notiere dir ca. 5 Stichwörter aus diesem Unterkapitel.

Jetzt bist du dran!

Zeichenaufgabe

Zeichne schematisch den Aufbau eines Sarkomers anhand der Z-I-A-H-M-Banden. (Merkwort: “Siam“, heute Thailand).
Das Sarkomer ist der kleinste Baustein des Muskels. Welche folgen?
Liste sie nach von Klein nach Groß auf, bis du einen Kompletten Muskel hast.
Sarkomer → Muskelzelle → …

Anregungen zur weiteren Wiederholung

Welche verbindenden Proteine findest du im Muskel? Lege eine Mindmap an und ordne den verschiedenen Muskeltypen ihre Proteine zu. Verknüpfe zusätzlich die Funktion des Proteins.
Funktionsprinzipien des Nervensystems Zeichne eine motorische Endplatte. Welcher Transmitter und Rezeptortyp spielt hier eine Rolle? Findest du heraus, was der SNARE-Komplex sein könnte?
Exkurs, aber wichtig! Wenn du möchtest, wiederhole/zeichne die Kurve des passenden Muskelaktionspotenzials für Skelettmuskeln. Ergänzend kannst du auch die Kurven der beiden anderen Muskeltypen dazu zeichnen, um dir die Unterschiede im Verlauf noch einmal zu verdeutlichen (Stichwort: Plateauphasen)
Klinik-Exkurs: Wann solltest du das Troponin T bestimmen bzw. worauf ist es ein wegweisender Hinweis?

Überblick gewinnen

Nutze deine gesammelten Stichwörter für eine Mindmap oder eine gegliederte Stichwortliste.

KAPITEL

3 Motorik

Physiologie

3.1 Programmierung der Willkürbewegung

Gregor Däubler

Physiologie

3.1.1 Einteilung der Phasen

Jede willkürliche, also bewusst gewollte und durchgeführte Bewegung, setzt eine **Motivation** voraus: also ein Ziel, das erreicht werden soll. Jede zielführende Bewegung lässt sich anhand ihrer Ausführung in drei Phasen unterteilen. Diese Phasen folgen aufeinander, sind jedoch eng miteinander verknüpft und gehen fließend ineinander über.

- **Entschlussphase:** Der Impuls, eine Handlung auszuführen, geht in erster Linie von subkortikalen Zentren (Substantia grisea centralis, limbisches System) aus. Der assoziative Cortex spielt dabei keine Rolle.
- **Programmierungsphase:** Die Bewegungsidee muss in konkrete neuronale Signale umgewandelt werden. Damit steuern die motorischen Cortexareale sowohl deszendierende, also efferente Bahnen, als auch Basalganglien und Kleinhirn an. Dort findet ein Feinabgleich des Programms statt. Gemeinsam leiten diese subkortikalen und kortikalen Gebiete das ausgearbeitete Bewegungsprogramm an den primären Motorcortex weiter.
- **Durchführungsphase:** Ausgehend vom primären Motorcortex werden die nötigen motorischen Einheiten rekrutiert. Dabei werden Agonisten aktiviert, Antagonisten gehemmt. Nicht nur die Stärke und Dauer der motorischen Aktivierung, auch die Feedback-Mechanismen werden ständig über somatosensible Afferenzen angepasst, um einen optimalen Bewegungsablauf zu ermöglichen.

3.1.2 Bedeutung sensorischer Signale

Intakte sensorische Afferenzen sind die Grundvoraussetzung willkürlicher Motorik. Ihre Hauptaufgaben:

- **Informationsgewinnung:** Um eine Bewegung effektiv durchzuführen, müssen Umwelt und Ziel bekannt sein. Alle relevanten Sinneswahrnehmungen werden genutzt, um ein sinnvolles Bild der Umwelt zu konstruieren, das den Rahmen des Bewegungsplans bildet.
- **Reafferenz:** Jede Bewegung führt zu neuen sensorischen Stimuli, die an der Anpassung der Bewegung beteiligt sind. Diese können visuell oder auditorisch, oder durch die Eigenrezeptoren der Muskulatur vermittelt werden. Definitionsgemäß werden nur letztere als Reafferenz bezeichnet.

CHECK-UP

- Wie wird eine willkürliche Bewegung initiiert?
- Welche Rolle spielen sensorische Afferenzen für die Durchführung der Bewegung?

Jetzt bist du dran!

Überblick gewinnen

Notiere dir ca. 5 Stichwörter aus diesem Unterkapitel.

3.2 Motorische Repräsentation auf dem Cortex

Gregor Däubler

Physiologie

3.2.1 Primärer motorischer Cortex

Aufbau

Der primäre motorische Cortex nimmt den Gyrus praecentralis oder das Areal 4 nach Brodmann ein. Funktionell ist er somatotop gegliedert, sodass **Bewegungsmuster** benachbarter Körperteile auch benachbart repräsentiert sind. Wenn man die entsprechenden Körperteile auf einen Frontalschnitt des motorischen Cortex projiziert, erhält man eine stark verzerrte Darstellung des menschlichen Körpers, den motorischen Homunculus (➤ Abb. 3.1). Es fällt auf, dass v. a. die feinmotorisch koordinierten Hände und die für die Lautbildung wichtige Kehlkopfmuskulatur überproportional repräsentiert sind.

Histologischer Aufbau

Der primäre motorische Cortex gliedert sich wie alle Teile der Großhirnrinde in sechs anatomisch und funktionell differenzierbare Schichten. Die dominante Zellschicht im Motorcortex ist **Lamina V,** von der die efferenten Projektionen zu den Hirnnerven-

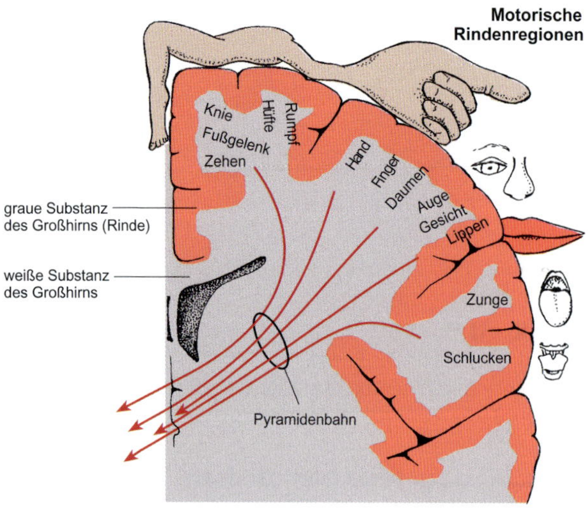

Abb. 3.1 Motorischer Homunculus [L190]

kernen (Tractus corticonuclearis) und den spinalen Motoneuronen (Tractus corticospinalis) ziehen.

Funktion

Der primäre motorische Cortex ist für die Organisation und die Ausführung von Willkürbewegungen zuständig. Elektrische Reizung in diesem Areal führt direkt zu Bewegungen der **kontralateralen** Körperseite, da die motorischen Bahnen kreuzen. Ausfälle des motorischen Cortex, etwa durch Tumoren der Mantelkante oder lokale Ischämien (z. B. Verschluss der A. cerebri media), ziehen charakteristische Symptome, v. a. eine schlaffe Lähmung, nach sich. Aufgrund der somatotopen Anordung des motorischen Cortex kann anhand der neurologischen Ausfallerscheinungen ein raumforderndes Geschehen genau lokalisiert werden.

3.2.2 Weitere motorische Areale

Der **prämotorische** erhält ebenso wie der **supplementär motorische Cortex** Projektionen aus dem **posterior-parietalen Cortex.** Daneben kommunizieren diese drei Hirnareale durch viele weitere, oft reziproke Verbindungen. Sie bilden die Schnittstelle zwischen dem primären Motorcortex und den subkortikalen motorischen Zentren, Kleinhirn und Basalganglien.

Prämotorischer Cortex

Die Initiierung einer Bewegung ist die Aufgabe des prämotorischen Cortex. Als **Impulsgeber** entsendet er v. a. Projektionen in den primären Motorcortex. Er integriert somatosensible und andere sensorische Informationen und spielt wahrscheinlich eine wichtige Rolle bei Reafferenzmechanismen. Läsionen bewirken eine reduzierte Kontraktionskraft der Muskulatur.

Supplementär motorischer Cortex

Der supplementär motorische Cortex (SMA) ist für das Durchführen **komplexer Bewegungen** zuständig. Bei elektrischer Reizung dieses Gebiets treten kontralateral differenzierte Bewegungsmuster auf, etwa kombinierte Greif- und Haltereflexe. Entsprechend ist bei Läsion die Fähigkeit, koordinierte Bewegungen auszuführen, stark eingeschränkt. Auch für die Kontrolle der Rumpf- und proximalen Extremitätenmuskulatur spielt die SMA eine wichtige Rolle. Dafür existieren direkte Projektionen in das Rückenmark.

Posterior-parietaler Cortex

Der posterior-parietale Cortex ist das **Integrationszentrum sensibler Informationen** im motorischen System. Seine Aufgabe ist es, die Bewegung an veränderte Umweltbedingungen oder veränderte Eigenposition im Raum anzupassen. Dafür ist er mit dem primären Motorcortex verbunden. Läsionen resultieren im **Neglect-Syndrom:** Die Patienten beachten und benutzen die kontralaterale Körperhälfte nicht, wobei Motorik und Sensorik nicht beeinträchtigt sind. Auch Sinneswahrnehmungen im entsprechenden Gesichtsfeld werden nicht bewusst wahrgenommen.

CHECK-UP

- Was ist der motorische Homunculus?
- Eine Patientin leidet an einer schlaffen Lähmung der distalen Extremitätenmuskulatur rechts. Was könnte die Ursache sein?
- Welche Aufgaben erfüllt der supplementär motorische Cortex?

Jetzt bist du dran!

Überblick gewinnen

Notiere dir ca. 5 Stichwörter aus diesem Unterkapitel.

3.3 Efferente Projektion der motorischen Cortices

Gregor Däubler

Physiologie

3.3.1 Einteilung

Projektionssysteme

Alle motorischen Cortices projizieren in subkortikale Gebiete. Diese Trakte bestehen aus den Axonen der Pyramidenzellen und sind zum größeren Teil unmyelinisiert. Nur 30 % dieser Traktneurone befinden sich im primären Motorcortex, der Hauptteil ist im posterior-parietalen Cortex lokalisiert. Es werden drei Projektionssysteme unterschieden:

- **Assoziationssysteme,** bestehen aus Verbindungen innerhalb der Hemisphäre
- **Kommisurale Systeme,** verbinden kontralaterale Hemisphären
- **Efferente Systeme,** verbinden die Motorcortices mit subkortikalen Gebieten

Direkte und indirekte Projektionen

Die efferenten Bahnen der motorischen Cortices – mit den Pyramidenzellen in Lamina V als Ausgangsstation – werden in direkte und indirekte Projektionen eingeteilt.

Direkte Projektionen Zu den direkten Bahnen gehören die Verbindungen zu den spinalen Motoneurone und den motorischen Hirnnervenkernen, also kortiko-spinaler bzw. kortiko-nukleärer Trakt. Da sie di- und im Fall der Betz-Riesenzellen sogar monosynaptische Verbindungen zu den entsprechenden Motoneurone bilden, sind sie v. a. für schnelle und präzise Bewegungen der distalen Extremitätenmuskulatur zuständig.

Indirekte Projektionen Die indirekten Bahnen zu Thalamus, Brücke, Kleinhirn, Formatio reticularis und Medulla oblongata bestehen aus kortiko-thalamischem, kortiko-pontinem, kortiko-retikulärem bzw. kortiko-bulbärem Trakt. Ihnen ist gemeinsam, dass sie eher für grobmotorische und Rumpfbewegungen zuständig sind.

KLINIK

Transkortikaler Reflex Die Anpassung der Kontraktionskraft durch sensorische Reafferenz kann durch eine zusätzliche Last überprüft werden, die erst während des Hochhebens appliziert wird. Der resultierende Reflex wird durch die propriozeptiven Rezeptoren der Muskulatur vermittelt. Auch im kortikalen EEG lässt sich diese Anpassung der Muskelkraft als hochfrequente Entladungen erkennen. Dieser transkortikale oder **Long-Loop-Reflex** ist ein wichtiges Hilfsmittel bei der Diagnose von Morbus Parkinson und Chorea Huntington.

3.3.2 Pyramidenbahn

Begriff Der **Tractus corticospinalis** wird auch als Pyramidenbahn bezeichnet, weil ein Großteil seiner Fasern auf Höhe der Pyramiden auf die Gegenseite kreuzt. Auf der gleichen Höhe kreuzen allerdings auch Fasern des kortiko-bulbären Systems. Sie besteht nur zu einem sehr geringen Teil aus stark myelinisierten Fasern mit Leitungsgeschwindigkeiten bis 70 m/s, den Großteil machen dünnere Axone mit langsamerer Übertragungsgeschwindigkeit aus.

Capsula interna Die Capsula interna beinhaltet neben einigen indirekten Bahnen die direkten absteigenden Trakte aus den motorischen Cortices, also kortiko-spinaler (verläuft im hinteren Schenkel) und kortiko-bulbärer (verläuft im Genu) Trakt. Beide Trakte behalten ihre somatotopische Anordnung bei, verlaufen gemeinsam durch die Brücke und kreuzen schließlich zum großen Teil in den Pyramiden (➤ Abb. 3.2). Die gekreuzten Fasern (80 %) werden zum Tractus corticospinalis lateralis, die ungekreuzten (20 %) zum Tractus corticospinals anterior. Letztere kreuzen auf Segmentebene im Rückenmark.

Endigungsgebiete

- **Hinterhorn:** Modulation sensorischer Reafferenzen
- **Mittelbereich:** Einflussnahme auf Reflexwege via Interneurone
- **Vorderhorn:** monosynaptische Projektionen auf Motoneurone

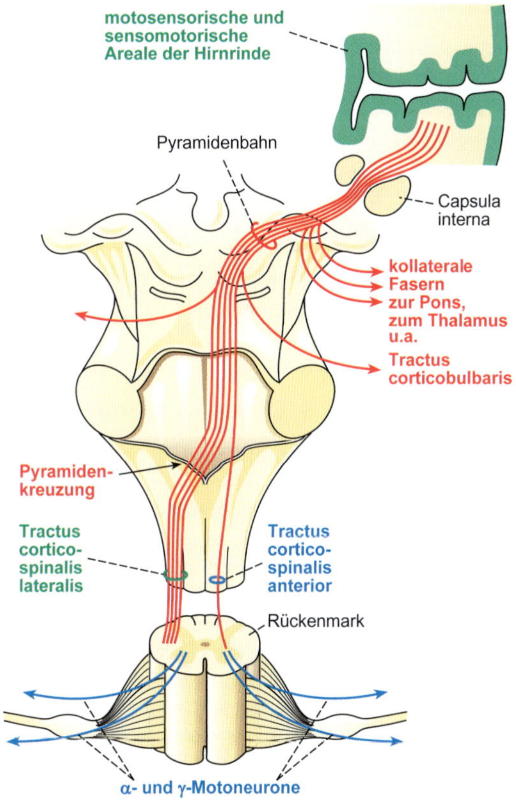

Abb. 3.2 Verlauf der kortikalen Efferenzen [L106]

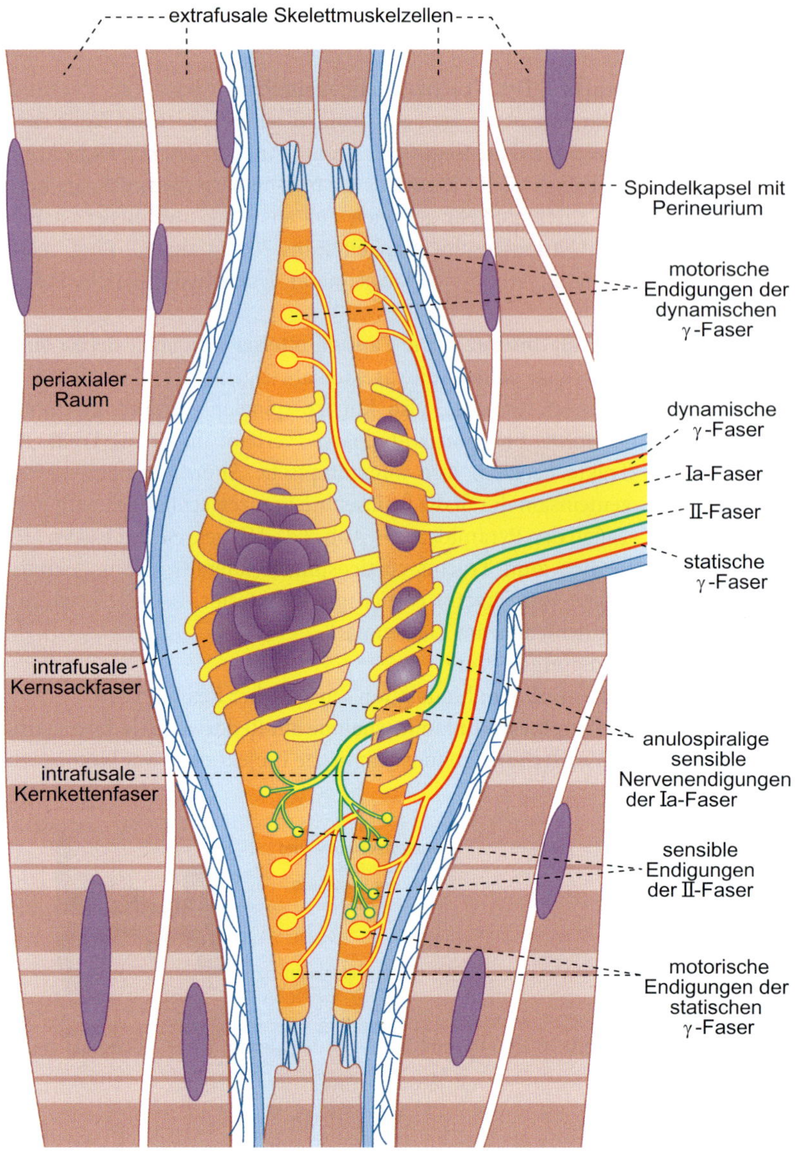

Abb. 3.3 Schema einer Muskelspindel [L107]

KLINIK

Isolierte Läsion Eine direkte Schädigung der Pyramide ist selten und am ehesten durch Raumforderungen verursacht. Symptomatisch stehen an erster Stelle Störungen der Koordination und Feinmotorik. Extrapyramidale Bahnen können die Schädigung größtenteils kompensieren. Capsula-interna-Syndrom: Eine Läsion der Capsula interna kommt durch Ischämien oder Kompression durch intrakortikale Blutungen zustande. Der resultierende Symptomkomplex beinhaltet v. a. Paresen der kontralateralen Seite. Meistens kommt es unmittelbar nach dem Trauma zu einer schlaffen Lähmung, die im Lauf der Zeit in eine spastische übergeht. Da neben den direkten auch indirekte Bahnen betroffen sind, besteht wenig Möglichkeit zur Kompensation, sodass die Symptomatik entsprechend stark und schwierig zu therapieren ist (➤ Abb. 3.3).

CHECK-UP

- Was ist der Unterschied zwischen einer kommisuralen und einer assoziativen Projektion?
- Was sind die Zielgebiete indirekter Projektionen der motorischen Cortices?
- Welche Ausfälle sind beim Capsula-interna-Syndrom zu erwarten?

Jetzt bist du dran!

Überblick gewinnen

Notiere dir ca. 5 Stichwörter aus diesem Unterkapitel.

3.4 Störungen der Motorik

Gregor Däubler

Physiologie

3.4.1 Muskeltonus

Die Grundspannung der Muskulatur ist ein wichtiges klinisches Zeichen. Grundsätzlich kann der Muskeltonus, der immer an der willkürlich entspannten Extremität geprüft wird, pathologisch erhöht oder erniedrigt sein. **Muskuläre Hypertonie** kann sich etwa als **Spastik** oder **Rigor** äußern und ist meistens durch neurologische Erkrankungen wie **MS** oder **Morbus Parkinson** bedingt. Muskelerkrankungen, etwa hereditäre Myotonie, die auf dem Defekt eines Cl^--Kanals beruht, sind viel seltener. Eine **muskuläre Hypotonie** äußert sich durch **schlaffe Muskulatur** und Überstreckbarkeit der Gelenke. Ursachen können **spinale** oder **muskuläre Traumata** sowie **Defekte** der **kontraktilen Elemente** sein.

3.4.2 Spastik

Eine Spastik ist durch die klassische Trias von **muskulärer Hypertonie, Hyperreflexivität** und **erhöhtem Dehnungswiderstand** der Muskulatur gekennzeichnet. Eine zentrale Spastik entsteht durch zerebrale oder spinale Läsionen und bewirkt einen Wegfall der deszendierenden Inhibition. Dadurch sind α- und γ-Motoneurone leichter erregbar, was das pathologische Reflexverhalten erklärt.

3.4.3 Rigor

Eine Läsion des extrapyramidalen Systems erhöht den muskulären Tonus. Rigor ist ein Kardinalsymptom des Morbus Parkinson (➤ Kap. 3.4.1) und wird in diesem Fall durch Dopaminmangel hervorgerufen.

3.4.4 Tremor

Ein Tremor ist ein unwillkürliches Zittern der Muskulatur, das seine Ursache meist in Schädigungen der motorischen Reafferenzsysteme, also Basalganglien und Kleinhirn, hat. Ein **Ruhetremor** ist bei **Morbus Parkinson,** ein **Intentionstremor** bei **Kleinhirnschädigungen** zu beobachten.

3.4.5 Querschnittsverletzung des Rückenmarks

Eine Querschnittsläsion ist immer traumatisch bedingt und durch eine charakteristische zeitliche Abfolge der Symptome gekennzeichnet.

- **Akute Phase: Spinaler Schock** mit totaler **Areflexie** und Lähmung (Plegie) unterhalb des geschädigten Segments
- **Chronische Phase:** Nach mehreren Wochen kommt es zu einer **Hyperreflexie** unterhalb der Läsion, da die deszendierende Hemmung wegfällt.

CHECK-UP

- Welche pathologischen Änderungen des Muskeltonus gibt es und wodurch werden sie verursacht?
- Was ist eine zentrale Spastik?

Jetzt bist du dran!

Überblick gewinnen

Notiere dir ca. 5 Stichwörter aus diesem Unterkapitel.

Jetzt bist du dran!

Zeichenaufgabe

Erstelle eine Übersicht über den Verlauf der indirekten und direkten Projektionen der motorischen Cortices zu den zugehörigen subkortikalen Arealen.
Benenne die drei verschiedenen Projektionssysteme und welche Strukturen sie miteinander verbinden.
Welche motorische Funktion erfüllen die direkten und welche die indirekten Projektionen?
Wieso wird der Tractus corticospinalis auch als Pyramidenbahn bezeichnet?

Anregungen zur weiteren Wiederholung

Zeichne den motorischen Homunkulus, um die somatotope Gliederung der Cortexareale mit ihrer zugehörigen Funktion zu verinnerlichen.

Überblick gewinnen

Nutze deine gesammelten Stichwörter für eine Mindmap oder eine gegliederte Stichwortliste.

KAPITEL

Physiologie

4 Rückenmark und Reflexe

4.1 Rückenmark

Gregor Däubler

Physiologie

4.1.1 Neuronentypen

Motoneurone

Die spinalen Motoneurone werden eingeteilt in (> Abb. 4.1):

- α-Motoneurone
  - Neurone der Willkür- und Reflexmotorik.
  - Axone stark myelinisiert, Leitungsgeschwindkeit (LG) 70–100 m/s.
  - Lage des Zellsomas: Vorderhorn, für Extensoren zuständige Neurone liegen medialer als die für die Flexoren.
  - Ihr Ausfall ruft immer eine schlaffe Lähmung hervor.
- β-Motoneurone
  - Innervieren intrafusale und über Kollateralen auch extrafusale Muskelfasern
  - LG: 30–40 m/s
  - Axone mäßig myelinisiert, LG 40–70 m/s
  - Lage des Zellsomas: Vorderhorn
- γ-Motoneurone
  - Neurone der intrafusalen Muskelfasern des Spindelapparats
  - Axone schwach myelinisiert, LG 30–40 m/s
  - Lage des Zellsomas: Vorderhorn

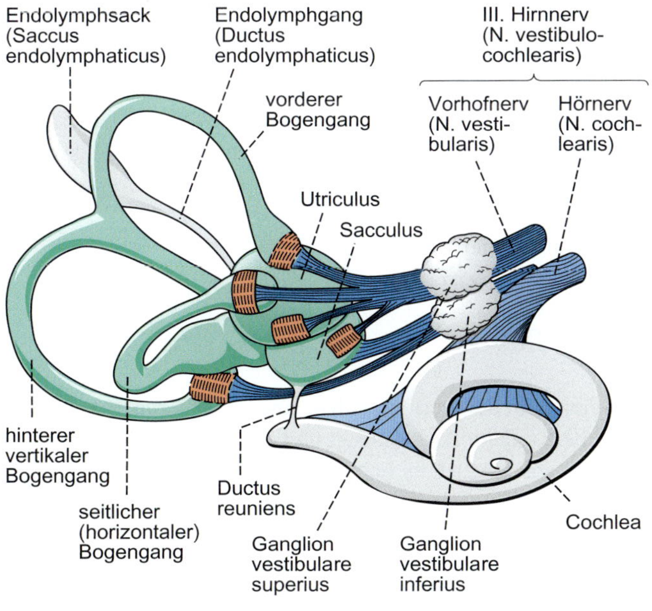

Abb. 4.1 Innenohr und vestibuläres System [L106]

Interneurone

Die meisten Interneurone wirken **inhibitorisch** und setzen als Transmitter GABA frei. Sie sind in der Regel zwischen eine sensorische Afferenz und das efferente Motoneuron geschaltet, um die zugehörige motorische Einheit zu hemmen. Einen Sonderfall stellen die Renshaw-Interneurone des Vorderhorns dar, die von abzweigenden Kollateralen eines α-Motoneurons erregt werden, um dann im Zuge einer **rekurrenten Hemmung** das gleiche Motoneuron zu inhibieren. Durch beide Mechanismen wird eine überschießende motorische Aktivität schon auf Ebene des Rückenmarks verhindert.

KLINIK

Tetanustoxin Das Toxin der Bakterien Clostridium tetani hemmt die Glycinfreisetzung aus den Renshaw-Interneuronen. Dadurch kommt es zu einer motorischen Übererregbarkeit, spastischen Lähmungen und Krämpfen (Wundstarrkrampf).

4.1.2 Muskelrezeptoren

In jedem Skelettmuskel befinden sich zwei wichtige Arten von Rezeptoren des somatosensiblen Systems:

- Längenrezeptoren in Muskelspindeln
- Spannungsrezeptoren in Sehnen

Längenrezeptoren

Lage Jede Muskelspindel enthält 3–12 Längenrezeptoren, die ihrerseits aus spezialisierten Muskelfasern bestehen. Um sie von der eigentlichen, außerhalb der Spindel gelegenen (extrafusalen) Arbeitsmuskulatur abzugrenzen, werden sie auch als **intrafusale Muskelfasern** bezeichnet. Sie sind **parallel** zur extrafusalen Muskulatur angeordnet, mit der sie bindegewebig verwachsen sind.

Unterteilung Die Spindeln gliedern sich in die leicht dehnbare Äquatorregion, in der sich die Zellkerne der intrafusalen Fasern befinden, und die beiden Pole. Jede Spindel enthält zwei Rezeptortypen:

- **Kernkettenfasern:** kettenförmig angeordnete Zellkerne, **proportionale Messeigenschaften,** registrieren also v. a. absolute Längen
- **Kernsackfasern:** ballenförmige Anordnung, reagieren v. a. **differenziell** auf Längenänderungen

Afferenzen Bei adäquater Reizung, also bei Verkürzung oder Dehnung des Muskels, leiten zwei verschiedene Fasertypen den Reiz an höhere Hirnzentren weiter:

- **Ia:** Axone der Klasse Ia stammen aus der Äquatorregion der Spindel und gehen von den **Kernsackfasern** aus
- **II:** Axone der Gruppe II stammen aus dem Übergangsbereich zwischen Äquator und Pol. Sie versorgen die **Kernkettenfasern.** Entsprechend verfügen sie über eine geringere Leitungsgeschwindigkeit als Typ-Ia-Axone und aktivieren v. a. Flexoren oder über Interneurone die jeweiligen α-Motoneurone, um die Dehnung des Muskels bei Kontraktion der antagonistischen Extensoren zu begrenzen.

Efferenzen Die Längenrezeptoren werden als spezialisierte Muskulatur auch efferent innerviert. Diese Aufgabe übernehmen die γ-Motoneurone, die bei Willkürbewegungen gemeinsam mit den α-Motoneuronen aktiviert werden **(α-γ-Koaktivierung).** Dadurch wird sichergestellt, dass sich die Muskelspindel parallel zur Arbeitsmuskulatur verkürzt. Ansonsten würde sie sich durch die Kontraktion auffalten und ihre Funktion einbüßen (Spindelpause). Gleichzeitig kann durch gezielte γ-Aktivierung die Empfindlichkeit des Längensensors eingestellt werden. Dabei dehnen Kontraktionen der Polbereiche den mittleren Bereich.

Golgi-Sehnenorgane

Lage In die Sehnen der Muskel sind die Golgi-Sehnenorgane eingelagert, umgeben von einer bindegewebigen Hülle. Sie reagieren besonders empfindlich auf **Spannungsänderungen** der Sehne, die bei Muskelkontraktion auftreten.

Afferenzen Golgi-Sehnenorgane sind ausschließlich afferent innerviert. Sie senden Axone der Klasse **Ib** zum ZNS und reagieren proportional-differenziell. Über Interneurone hemmen sie α-Motoneurone, die den gleichen Muskel aktivieren. Durch diese homonyme, **autogene Hemmung** wird eine überschießende Kontraktion verhindert.

4.1.3 Reflexe

Begriff

Reflexe sind Reaktionen, die die Muskulatur nach Erregung von Rezeptoren ausführt. Sie sind entwicklungsgeschichtlich alt und beinhalten nicht nur Reiz-Reaktionszusammenhänge wie den Kornealreflex, sondern auch komplexere Verhaltensmuster wie den Fluchtreflex. Weil dieser auf Informationen über die Umwelt angewiesen ist, sind an seiner Kontrolle zwangsläufig höhere Hirnzentren beteiligt. Insofern ist der Übergang von willkürlicher zu reflektorischer Motorik fließend. Ein einfaches Modell eines Reflexbogens besteht aus Rezeptoren, welche die Information an ein verarbeitendes System weiterleitet. Dieses aktiviert dann die Effektoren (Muskeln). Reflexe sind auch entscheidend an motorisch komplexeren Prozessen beteiligt (z. B. aufrechter Gang).

MERKE

Reflexe sind unter physiologischen Bedingungen in ihrer Ausprägung **nicht** stereotyp und laufen auch **nicht** automatisch ab. Vielmehr ergänzen sie die Willkürmotorik und bilden damit die Grundlage komplexer motorischer Abläufe wie dem Gehen.

Spinale Reflexwege

Nicht an jedem Reflexweg sind höhere Hirnzentren beteiligt, auch auf Ebene des Rückenmarks ist eine Reflexauslösung möglich. Der einfachste spinale Reflexbogen, der dem **Muskeldehnungsreflex** zugrunde liegt, beinhaltet nur eine einzige Synapse. Daneben gibt es di- oder polysynaptische Reflexwege. Je nachdem, ob sich Rezeptoren und Effektoren im gleichen Muskel befinden, spricht man von **Eigenreflex** oder **Fremdreflex.** Sind die beteiligten Rezeptoren nicht muskulär lokalisiert, etwa beim Korneal- oder Bauchhautreflex, handelt es sich um Fremdreflexe.

Rolle der Interneurone

Allgemein heißen Nervenzellen, die nur innerhalb des Rückenmarks verschaltet sind, propriospinale Neurone. Dazu gehören neben Rhythmusgeneratoren für Bewegungen hemmende Interneurone. Ihre Zahl im Rückenmark übersteigt die der Motoneurone um ein Vielfaches. Entsprechend wichtig ist ihre Rolle als Integrationszentrum spinaler Reflexe. Jeder di- oder polysynaptische Reflexweg enthält Interneurone als Regulatoren der Reflexstärke. Die Rechenleistung der Interneurone beruht auf **räumlicher** und **zeitlicher Summation.**

Muskeldehnungsreflex

Jede Muskelkontraktion, die eine Bewegung bewirkt, dehnt die jeweiligen Antagonisten. Dadurch werden deren Muskelspindelafferenzen, v. a. Typ II, erregt und begrenzen die Kontraktion der Agonisten. Der zugrunde liegende Reflexweg ist monosynaptisch. Physiologisch unterstützt dieser Reflex als **Antischwerkraftreflex** die aufrechte Haltung und hilft, Muskelfaserrisse zu vermeiden.

T-Reflex

Der Sehnenreflex wird auch als T-Reflex bezeichnet. Beispiele sind der Patellar- oder Bizepssehnenreflex, die bei Schädigungen des N. femoralis bzw. N. musculocutaneus vermindert oder gar nicht vorhanden sein können. Die Bezeichnung „Sehnenreflex" ist dabei nicht ganz korrekt: Die vermittelnden Rezeptoren sind Muskelspindeln und damit nicht in der Sehne lokalisiert. Im Unterschied zum Muskeldehnungsreflex werden durch die kurze Muskeldehnung mit dem Reflexhammer nur differenziell reagierende Rezeptoren aktiviert. Der Muskeldehnungsreflex aktiviert zusätzlich proportionale Afferenzen.

Beugereflex

Wenn man mit dem rechten Fuß in eine Glasscherbe tritt, wird das rechte Bein reflektorisch gebeugt und entlastet, um die Verletzung so gering wie möglich zu halten. Gleichzeitig wird das linke Bein gestreckt, um den Großteil der Körperlast zu übernehmen und den Rumpf zu stabilisieren. Dieser **polysynaptische Fremdreflex** wird als Beugereflex oder auch gekreuzter Streckreflex bezeichnet. Dabei findet im rechten Bein eine Hemmung der Extensoren und eine Aktivierung der Flexoren statt, im linken Bein genau das

Gegenteil. Vermittelt wird der Beugereflex durch freie Nervenendigungen, mechanosensitive und nozizeptive Afferenzen, die im Rückenmark konvergieren, und über eine polysynaptische Verschaltung über mehrere Rückenmarkssegmente hinweg. Es sind verschiedene Muskelgruppen involviert.

H-Reflex

Der **Hoffmann-Reflex** ist ein durch elektrische Reizung ausgelöster **Eigenreflex.** Er wird meistens durch transkutane Reizung des N. tibialis ausgelöst, während das Summenaktionspotenzial im EMG des M. triceps surae aufgezeichnet wird. Bei niedriger Reizstärke werden die hoch empfindlichen Ia-Afferenzen der Muskelspindeln erregt. Sie bewirken durch Erregung der entsprechenden α-Motoneurone eine Kontraktion des Muskels. Erhöht man die Reizstärke, werden nach und nach alle Ia-Fasern rekrutiert, die **H-Welle** erreicht ein Maximum. Wird die Reizstärke weiter erhöht, werden gleichzeitig auch die dicker myelinisierten motorischen Fasern im N. tibialis erregt. Das resultierende Muskel-Aktionspotenzial wird als **M-Welle** bezeichnet und tritt **vor** der H-Welle auf, da der Signalweg kürzer ist. Bei ausreichender Erhöhung der Reizstärke wird die M-Welle größer und die H-Welle verschwindet: Durch die starke Reizung entstehen in den propriozeptiven und motorischen Anteilen des Nervs Erregungen, die in beide Richtungen (orthodrom und antidrom) weitergeleitet werden. Auf Höhe der Motoneurone treffen orthodrom und antidrom geleitete Erregungen aufeinander und neutralisieren sich dadurch. Auf diese Weise wird die zweite Erregung des Muskels, also die H-Welle, unterbunden.

CHECK-UP

- Was ist eine Muskelspindel?
- Worin unterscheiden sich Kernketten- von Kernsackfasern?
- Aus welchen Elementen besteht ein typischer Reflexweg?
- Was unterscheidet den Eigen- vom Fremdreflex?
- Wie kommt der H-Reflex zustande?

Jetzt bist du dran!

Überblick gewinnen

Notiere dir ca. 5 Stichwörter aus diesem Unterkapitel.

Jetzt bist du dran!

Zeichenaufgabe

Zeichne eine Kernketten- und eine Kernsackfaser und beschrifte die Impulse, auf welche sie reagieren. Verdeutliche in deiner Zeichnung die Anordnung der Fasern, sowie die Lage zum Muskel. Ergänze nun die Darstellung, indem du die Afferenzen zu den höheren Hirnzentren, sowie die zugehörigen Fasertypen zur Reizweiterleitung einzeichnest.
Im nächsten Schritt zeichnest du die Efferenzen zu den Längenrezeptoren ein. Was ist die Aufgabe der γ-Motoneurone?
Zusätzlich zu den Längensensoren, hast du in diesem Kapitel etwas über Spannungssensoren gelernt. Zeichne auch diese mit Afferenzen und Interneuronen in deine Übersicht ein und erkläre anhand dieser das Prinzip der autogenen Hemmung.

Anregungen zur weiteren Wiederholung

Zeichne die Verschaltungen der folgenden Reflexwege und benenne je ein Beispiel: Eigen- und Fremdreflex sowie mono-, di- oder polysynaptische Reflexbögen.
Zeichne außerdem das Diagramm einer Elektromyographie einer N. tibialis-Reizung und erkläre anhand dessen den Hoffmann-Reflex. Beschrifte die M- und H-Welle in deinem Diagramm und erläutere ihre Bedeutung.

Überblick gewinnen

Nutze deine gesammelten Stichwörter für eine Mindmap oder eine gegliederte Stichwortliste.

KAPITEL

5 Bewegungsabläufe im ZNS

Physiologie

5.1 Basalganglien

Gregor Däubler

Physiologie

5.1.1 Verschaltung

Aufbau und Lage

Die Basalganglien sind ein an der Basis des Großhirns gelegener Kernkomplex mit großer Bedeutung für willkürliche und unwillkürliche Motorik. Sie sind Teil eines Rückkopplungsmechanismus, der Willkürbewegungen reguliert. Dabei projizieren assoziative Cortexgebiete über die Basalganglien in den motorischen Thalamus, von dort bestehen Verbindungen zurück in die motorischen Cortices. Die Basalganglien werden unterteilt in (➤ Abb. 5.1):

- **Striatum,** bestehend aus
  - **Ncl. caudatus** und
  - **Putamen**
- **Pallidum,** gegliedert in
  - Internes (mediales) und
  - Externes (laterales) Segment
- **Substantia nigra,** bestehend aus
  - Pars compacta und
  - Pars reticularis
- **Nucleus subthalamicus.**

Ein- und Ausgänge der Basalganglien sind räumlich und funktionell voneinander getrennt.

Eingänge

Das Striatum bildet die zentrale Eingangsstation der Basalganglien. Es erhält Projektionen aus dem Cortex, den intralaminären Thalamuskernen und der Pars compacta der Substantia nigra. Die kortikostriatale Projektion ist wie das Striatum selbst topografisch organisiert. So kann ein sensomotorisches, ein assoziatives und ein limbisches Striatum unterschieden werden. Außerdem kann ein motorikfördernder Teil von einem motorikhemmenden Teil abgegrenzt werden.

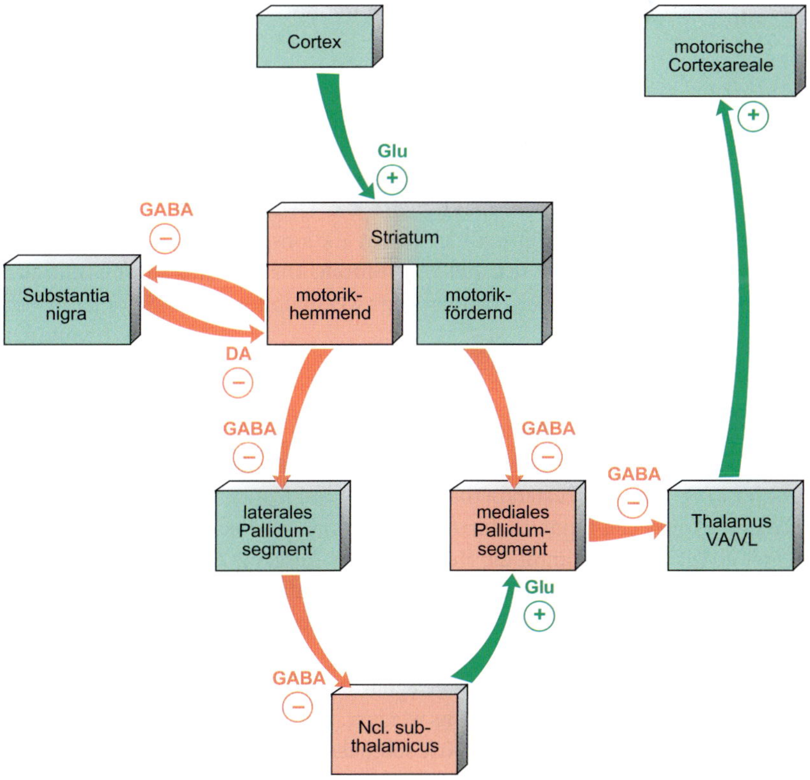

Abb. 5.1 Interne Verschaltung der Basalganglien. Ganz links ist die interne Schleife zwischen Striatum und Substantia nigra dargestellt, links der indirekte und rechts der direkte Weg. **DA** = Dopamin, **Glu** = Glutamat, **VA/VL** = ventroanteriore und ventrolaterale Thalamuskerne. [L106]

Ausgänge

Ausgangsstationen des Striatums sind die **Pars interna** des **Pallidums** und die **Pars reticularis** der **Substantia nigra.** Sie projizieren gemeinsam in die ventroanterioren und -lateralen Thalamuskerne. Von dort aus bestehen Projektionen zurück zum Cortex, sodass man von einer **kortiko-striato-thalamo-kortikalen Schleife** spricht.

Interne Verschaltung

Funktionelle Schleifen Innerhalb der Basalganglien werden mehrere Projektionssysteme verschaltet, die Teil der kortiko-striato-thalamo-kortikalen Schleife sind:

- **Skelettomotorische Schleife** zu den motorischen Cortices
- **Okulomotorische Schleife** zu den motorischen Augenfeldern
- **Limbische Schleife** zum Gyrus cinguli
- **Präfrontale Schleife** zu präfrontalem und orbitofrontalem Cortex, wichtig für kognitive Funktionen

Neben dieser funktionellen Einteilung werden direkter und indirekter Weg der internen Projektion unterschieden.

Direkter Weg Der direkte Weg besteht aus einer monosynaptischen Verschaltung striataler Neurone auf die Ausgangskerne, also Pallidum, Pars interna und Substantia nigra, Pars reticulata. Primärer Transmitter ist **GABA,** Kotransmitter **Substanz P.**

Indirekter Weg Der indirekte Weg führt über mehrere Umschaltungen vom Striatum über die Pars externa des Pallidums. Von dort bestehen Verbindungen zum Ncl. subthalamicus, der dann in die beiden Ausgangsstationen projiziert. Primäre Transmitter sind **GABA** und **Glutamat,** bei der striatalen Projektion auf das Pallidum ist **Enkephalin** Kotransmitter.

Interne Schleife Zwischen Striatum und Substantia nigra, Pars compacta, besteht eine reziproke Verbindung. Die striatalen Neurone schütten **GABA** aus, die Neurone der Substantia nigra **Dopamin.**

5.1.2 Verarbeitungsprinzipien

Das funktionelle Grundprinzip der Basalganglien ist die **Disinhibition:** Durch Wegfall einer Hemmung wird das Zielneuron erregt. Diese Hemmung ist aufgrund der hohen Aktionspotenzialfrequenz der Ausgangskerne (ca. 100 Hz) **tonisch.** Disinhibition wird durch die Hintereinanderschaltung von zwei inhibitorischen Neuronen erreicht.

Motorischer Ruhezustand

Direkter Weg Im Ruhzustand erhält das Striatum keinen oder reduzierten kortikalen Input. Dadurch sind die striatalen Neurone weniger erregt, folglich nimmt die Hemmung der Ausgangskerne ab. Die Neurone in der Substantia nigra, Pars reticulata, und im Pallidum, Pars interna, sind folglich aktiver und inhibieren effektiver den motorischen Thalamus.

Indirekter Weg Die in Ruhe kaum erregten striatalen Neurone hemmen die Pars externa des Pallidums weniger. Durch diese Disinhibition werden die Neurone des Ncl. subthalamicus ihrerseits disinhibiert. Dadurch werden die Ausgangskerne in Pars reticulata der Substantia nigra und Pars interna weniger aktiviert, sodass diese die Thalamuskerne weniger inhibieren.

Effektive Wirkung Die Wirkungen des direkten und indirekten Wegs auf den motorischen Thalamus sind also genau gegensätzlich: Über den direkten Weg wird er gehemmt, über den indirekten aktiviert. Der motorische Thalamus aktiviert normalerweise die motorischen Cortices. Ist er gehemmt, fällt diese Aktivierung folglich schwächer aus. Umgekehrt wird bei einer gesteigerten Thalamusaktivität der Cortex verstärkt aktiviert.

Motorische Aktivität

Direkter Weg Eine striatale Erregung durch kortikale Aktivierung bewirkt eine verstärkte Hemmung der Substantia nigra, Pars reticulata, und des Pallidums, Pars interna. Diese können dann den Thalamus weniger effektiv hemmen, sodass dieser disinhibiert wird und seine Aktivität steigert: Der motorische Cortex wird verstärkt aktiviert.

Indirekter Weg Bei Aktivierung des Striatums wird die Pars externa des Pallidums verstärkt gehemmt. Dadurch können die dort lokalisierten Neurone den Ncl. subthalamicus weniger inhibieren. Dessen disinhibierte Neurone aktivieren verstärkt die Ausgangskerne in Substantia nigra und Pallidum. Diese hemmen wiederum die motorischen Thalamuskerne.

Effektive Wirkung Auch im Fall einer gesteigerten motorischen Aktivität sind die Wirkungen des direkten und des indirekten Wegs gegensätzlich. Daraus folgt, dass in keiner physiologischen Situation beide Wege gleichermaßen stark angesteuert werden, da sich ihre Wirkung aufheben und nur Energie verschwendet werden würde.

Modulation durch Dopamin Die Einstellung des Übertragungsverhältnisses geschieht durch die Aktivierung der internen Schleife. Der entscheidende Faktor hierbei ist Dopamin. Bei motorischer Aktivität fördern die dopaminergen Neurone der Substantia nigra, Pars compacta, den direkten und hemmen den indirekten Weg. Auf diese Weise stellen sie das Übertragungsverhältnis von direktem und indirektem Weg ein und fördern die motorische Aktivität.

5.1.3 Störungen der Motorik

Die motorische Rückkopplungsschleife über die Basalganglien ist von zentraler Bedeutung für die Willkürmotorik. Störungen manifestieren sich entweder als

- **hypokinetische** Bewegungsstörung (z. B. Morbus Parkinson) oder
- **hyperkinetische** Bewegungsstörung (z. B. Chorea Huntington, Hemiballismus).

KLINIK

Morbus Parkinson Die Parkinsonsche Krankheit ist durch die Degeneration dopaminerger Neurone in der Substantia nigra, Pars compacta, gekennzeichnet. Dadurch fällt die motorikfördernde Wirkung der internen Schleife weg. Es entsteht der typische Symptomkomplex aus **Akinese** oder Bradykinese (keine bzw. verlangsamte Willkürbewegungen), **Ruhetremor** (Zittern v. a. der distalen Extremitätenmuskulatur in Ruhe) und **mimischer Starre.** Häufig liegt auch eine Depression vor, da nicht nur die skelettomotorische, sondern auch die präfrontale Schleife beeinträchtigt ist. Durch den Therapeutisch kommt eine Substitution durch **L-Dopa** in Frage. L-Dopa ist im Gegensatz zu Dopamin Blut-Hirnschranken-gängig.

Chorea Huntigton Diese vererbte und tödlich verlaufende Erkrankung ist durch eine Degeneration hemmender Neurone im Striatum gekennzeichnet → verstärkte Disinhibition im direkten Weg. Es kommt zu psychischen Veränderungen und überschießenden, hypotonen Bewegungen.
Hemiballismus Wie bei Chorea Huntington handelt es sich um eine hypotone, hyperkinetische Bewegungsstörung. Allerdings betrifft sie meist einseitig die obere Extremität und liegt in einer Schädigung des kontralateralen Ncl. subthalamicus begründet.

CHECK-UP

- Wie sind die Basalganglien aufgebaut und was ist der Sinn der hintereinander geschalteten Zentren?
- Welche Aufgabe erfüllt die interne Schleife?
- Welchen Effekt hat eine kortikale Aktivierung des Striatums auf den direkten Übertragungsweg?

Jetzt bist du dran!

Überblick gewinnen

Notiere dir ca. 5 Stichwörter aus diesem Unterkapitel.

5.2 Cerebellum

Gregor Däubler

Physiologie

5.2.1 Verschaltung

Aufbau und Lage

Das Kleinhirn enthält annähernd so viele Neurone wie das Großhirn. Parallel zu den Basalganglien geschaltet, kontrolliert es die Ausführung von Bewegungen. Es gliedert sich in **Kleinhirncortex** und weiße Substanz, welche die **Kleinhirnkerne** als einzige Ausgangsstation enthält. Der cerebelläre Cortex wird in drei morphologisch und funktionell unterscheidbare Schichten eingeteilt, von innen nach außen:

- **Körnerschicht** (Stratum granulosum): enthält Körner und Golgi-Zellen
- **Purkinje-Schicht** (Stratum ganglionare): enthält Purkinje-Zellen
- **Molekularschicht** (Stratum moleculare): enthält Korb- und Sternzellen sowie Parallelfasern

MERKE

Der Kleinhirncortex hat mit Moos- und Kletterfasern **zwei getrennte Eingangssysteme,** jedoch über Purkinje-Zellen nur **ein Ausgangssystem,** das **hemmend** auf die Kleinhirnkerne wirkt.

Eingangssysteme

Moosfasersystem Die Moosfasern stammen aus den Moosfaserkernen, die in verschiedenen Hirnstammgebieten lokalisiert sind. Diese erhalten Afferenzen aus dem Cortex, dem Rückenmark und anderen an der Motorik beteiligten Hirnarealen wie Pons und Vestibulariskerne. Die Moosfasern bilden **glutamaterge Synapsen** mit den **Körnerzellen.** Deren Axone ziehen als Parallelfasern zu den Purkinje-Zellen, mit denen sie glutamaterge Synapsen bilden (nur eine Synapse pro Purkinje-Zelle!). Damit wirken sie ebenfalls **erregend.**
Kletterfasersystem Die Kletterfasern ziehen von der unteren Olive direkt zu den Purkinje-Zellen. Dort bilden sie entlang des verzweigten Dendritenbaums zahlreiche Synapsen. Dadurch sind sie in der Lage, die Purkinje-Zellen effektiv zu erregen. Transmitter ist **Glutamat.**

Ausgangssystem

Purkinje-Zellen Die Axone der Purkinje-Zellen sind topografisch angeordnet und bilden **die einzigen Efferenzen** des Kleinhirns. Sie projizieren auf die Kleinhirnkerne. Dabei bilden sie **GABAerge Synapsen,** wirken also hemmend.

5.2.2 Verarbeitungsprinzipien

Funktioneller Aufbau

Das Cerebellum besteht aus entwicklungsgeschichtlich, morphologisch und funktionell differenzierbaren Anteilen:

- **Vestibulocerebellum (Archicerebellum),** bestehend aus Nodulus und Flocculus: Koordination von Gleichgewicht und Augenmotorik
- **Spinocerebellum (Paläocerebellum),** bestehend aus Vermis und Intermediärzone: zuständig für Stütz- und Gangmotorik
- **Cerebrocerebellum (Neocerebellum),** bestehend aus Pontocerebellum und lateralen Hemisphären: Koordination der Willkürmotorik

Motorische Koordination

Das Kleinhirn hat eine entscheidende Bedeutung für die Koordination motorischer Aktivität. Dabei erhält das Spinocerebellum den von den motorischen Cortices ausgearbeiteten Bewegungsplan (➤ Kap. 5.2.1) als **Efferenzkopie.** Diese wird laufend mit dem tatsächlichen Verlauf der Bewegung verglichen, der über periphere Rezeptoren und die beiden Eingangssystem als **Afferenzkopie** ins Kleinhirn gelangt. Eine eventuelle Abweichung wird über den Thalamus an die motorischen Cortices übertragen, die dann eine Bewegungskorrektur veranlassen.

5.2.3 Störungen der Motorik

Bei Läsionen der Kleinhirnhemisphären oder der Ausgangskerne treten je nach Lokalisation typische Ausfallerscheinungen auf. Dabei stehen Ataxien im Vordergrund. Ein **Intentionstremor,** der zunimmt, je zielnäher die Greifbewegung ist, zeigt sich vor allem bei Schädigungen der Kleinhirnrinde. Auch eine **Dysdiadochokinese** stellt ein Leitsymptom einer Kleinhirnläsion dar. Hierbei ist die Fähigkeit beeinträchtigt, schnell alternierende Bewegungen auszuführen, etwa Öffnen und Schließen der Hände. Darüber hinaus können aufgrund der zentralen Bedeutung des Cerebellums sämtliche motorische Funktionen gestört sein, die auf eine enge Koordination angewiesen sind (z. B. Sprache).

CHECK-UP
- Welche Afferenzen erhält das Kleinhirn und wie wirken sie?
- Was ist die primäre Wirkung des Kleinhirns auf die motorischen Zentren?
- Welche Rolle spielt das Cerebellum während der Ausführung einer Bewegung?

Jetzt bist du dran!

Überblick gewinnen

Notiere dir ca. 5 Stichwörter aus diesem Unterkapitel.

5.3 Integrale motorische Funktionen des ZNS

Gregor Däubler

Physiologie

5.3.1 Gehen

Das Gehen wird durch **spinale Lokomotionsgeneratoren** ermöglicht, die rhythmisch aktiv sind und die entsprechenden α-Motoneurone aktivieren. Spinale Reflexe ähnlich dem Beugereflex ermöglichen dabei einen flüssigen Bewegungsablauf. Dieser verläuft von der **Standphase,** in der das Standbein gestreckt und das Schwungbein gebeugt ist, über die **Schwungphase,** bei der das Schwungbein aufsetzt und gestreckt wird, während das Standbein gebeugt wird, zu einer erneuten Standphase. Beim Gehen schwingen die Arme **gegenläufig** zu den Beinen, um den Körperschwerpunkt möglichst konstant zu halten.

5.3.2 Stehen und Gleichgewicht

Bewegungen, die darauf abzielen, gegen Störungen das Gleichgewicht zu halten, werden als **posturale Reaktionen** bezeichnet. Die Kompensationsmechanismen sind dabei antagonistisch: Bei drohendem Fallen nach vorne wird die dorsale Muskulatur aktiviert und umgekehrt. **Stabilisierungsreaktionen,** die auch beim Stehen stattfinden, verlaufen von **distal nach proximal.** Zuerst werden die distalen, dann die proximalen Extensoren aktiviert.

5.3.3 Ergreifen eines Gegenstands

Die Repräsentation der Handmotorik in Form von **Bewegungsprogrammen** nimmt eine relativ große Fläche der motorischen Cortices ein. Die neuronale Grundlage der sehr präzisen Handmotorik bilden die **monosynaptischen Projektionen** der Betz-Riesenzellen (primärer Motorcortex, Lamina V) auf einzelne Motoneurone. Sie verlaufen im Tractus corticospinalis. Dadurch können extrem kleine motorische Einheiten angesteuert sowie Daumen und Zeigefinger in Form des **Pinzettengriffs** opponiert werden.

5.3.4 Motorisches Lernen

Das Erlernen neuer Bewegungsfolgen setzt ein intaktes motorisches System voraus. Die zu erlernende Bewegung wird zuerst unter ständiger Fehlerkorrektur durch Kleinhirn und andere Feedbackmechanismen langsam durchgeführt. Die Abweichung zwischen geplanter und ausgeführter Bewegung ist der Hauptindikator für den Lernfortschritt. Verinnerlichte Bewegungsabläufe werden im **sensomotorischen Gedächtnis** gespeichert.

CHECK-UP
- Welche Phasen werden beim Gehen unterschieden?
- Was ist eine posturale Reaktion?

Jetzt bist du dran!

Überblick gewinnen

Notiere dir ca. 5 Stichwörter aus diesem Unterkapitel.

Jetzt bist du dran!

Zeichenaufgabe

Zeichne die Basalganglienschleife und ihre zugehörigen Projektionen aus weiteren Hirnarealen. Markiere den indirekten und direkten Weg der motorischen Schleife. Verwende unterschiedliche Farben, um inhibitorische von aktivierenden Verschaltungen zu unterscheiden. Beschrifte außerdem die zugehörigen Neurotransmitter der Verschaltung.
Erkläre das funktionelle Grundprinzip der Basalganglienschleife. Durch welchen Botenstoff kann die Aktivierung moduliert werden?

Anregungen zur weiteren Wiederholung

Zeichne die drei Schichten des cerebellären Cortex und beschrifte die jeweiligen Zelltypen. Beschrifte welche Zellen als Ein- und Ausgangssysteme dienen. Ergänze nun im nächsten Schritt die Afferenzen und Efferenzen und zeichne die zugehörigen Hirnareale ein. Wo entspringen die jeweiligen Fasersysteme und welcher Funktion dienen sie?

Überblick gewinnen

Nutze deine gesammelten Stichwörter für eine Mindmap oder eine gegliederte Stichwortliste.

KAPITEL

Physiologie

6 Arbeits- und Leistungsphysiologie

6.1 Allgemeine Grundlagen

Isa Jauch, Vorauflage: Björn Jacobi

Physiologie

6.1.1 Physikalische Grundlagen

Kraft (F) Das Produkt aus Masse (m) und Beschleunigung (a).

$$F = m \times a$$

Die Einheit der Kraft ist das Newton ($1\,N = 1\,kg \times 1\,m \times 1\,s^{-2}$).

Arbeit (W) Das Produkt aus Kraft (F) und Weg (s).

$$W = F \times s$$

Die Einheit der Arbeit ist das Joule ($1\,J = N \times 1\,m$).

Zu beachten ist, dass im umgangssprachlichen Sinn mit dem Begriff Arbeit, wie z. B. schwere körperliche Arbeit, eigentlich eine Leistung gemeint ist.

Energie Energie ist die Fähigkeit, Arbeit zu verrichten und besitzt daher auch die Einheit Joule.

Leistung Pro Zeit (t) geleistete Arbeit.

$$P = \frac{W}{t}$$

Die Einheit der Leistung ist das Watt (1 W = 1 J/s). Für die Umrechnung der älteren aber immer noch weitverbreiteten Einheit Kalorie (cal) in Joule (J) gilt: **1 kcal = 4,2 kJ.** Da die Arbeit als Produkt aus Kraft und Weg angegeben werden kann, gilt für die Leistung eines Muskels, dass sie gleich dem Integral aus Kraft und Verkürzungsgeschwindigkeit (v) ist:

$$P = dF \times \frac{ds}{dt} = dF \times dv$$

Bei gleicher aufgewendeter Energie ist die Kraft bei isometrischer Kontraktion (➤ Kap. 2) unter allen Kontraktionsformen am größten, die Verkürzungsgeschwindigkeit des Muskels ist null. Bei isotoner Kontraktion wird die Verkürzungsgeschwindigkeit maximal, die Kraft minimal. Diese inverse Beziehung zwischen Kraft und Verkürzungsgeschwindigkeit beschreibt die **Hill-Kurve** (➤ Kap. 2).

MERKE

Aus der inversen Beziehung von Kraft und Verkürzungsgeschwindigkeit folgt, dass zum **Training der Maximalkraft** Bewegungen langsam und mit großer Belastung ausgeführt werden sollten.

Wirkungsgrad Im Fall der Muskelarbeit ist dies der Anteil mechanisch nutzbarer Energie an der Gesamtenergie. Der Wirkungsgrad beträgt beim isolierten Muskel etwa **35 %,** bezogen auf den ganzen Körper jedoch maximal **25 %,** und hängt stark von der Bewegungsqualität ab (Koordination).

6.1.2 Energiestoffwechsel

Für die Arbeit der Muskulatur wird Energie aus verschiedenen Quellen bereitgestellt, wobei v. a. die Intensität und der zeitliche Ablauf der Belastung über die primäre Energiequelle entscheiden (Übersicht ➤ Tab. 6.1):

- Arbeitsbeginn (ca. 0–3 s) → Nutzung des vorliegenden ATP.
- Initiale Belastungsphase (bis ca. 20 s), z. B. beim 100-m-Lauf → **anaerob alaktazide Energiebereitstellung:** ATP-Regeneration v. a. aus **Kreatinphosphat** im Zytosol.
- Kurze Arbeitsphase (Sekunden bis wenige Minuten) → **anaerob laktazide Energiebereitstellung: Glykolyse** unter **Laktatbildung.** Glykogenolyse und Glukoneogenese werden initiiert. Es findet auch aerobe Glykolyse statt, jedoch mit stark untergeordneter Bedeutung: Nutzung von vorhandenen O_2-Reserven des Myoglobins, Hämoglobins und der Alveolarluft, sowie sofortiger Anstieg der Ventilation nach Belastungsbeginn.
- Mittlere Arbeitsphase (ca. einige Minuten bis Stunden) → **aerobe Energiebereitstellung:** Endoxidation von Pyruvat im Mitochondrium.
- Lange Arbeitsphase (ca. 45 Min. bis Tage) → Anteil der **Fettverbrennung** nimmt zu: β-Oxidation, ebenfalls **aerobe** Energiebereitstellung.

Die einzelnen Energiequellen ergänzen sich meist gegenseitig und die angegebenen Zeitwerte sind nur als Richtwerte aufzufassen. So findet etwa die **Fettverbrennung** bereits bei niedrigen Belastungsintensitäten statt. Sie stellt jedoch erst nach etwa 45 Min. einer mäßigen Ausdauerbelastung einen wesentlichen Anteil an der Gesamt-Energie bereit.

Tab. 6.1 Energieumsatz bei verschiedenen körperlichen Aktivitäten

	Relativ zum Grundumsatz
Grundumsatz	1
Gartenarbeit	5
Laufen/Radfahren (normale Dauerleistungsgrenze)	10
Marathonlauf (Dauerleistungsgrenze bei stärkstem Training)	20
Kurzleistungen Höchstwerte (100-m-Weltrekord)	250

6.1.3 Energieumsatz

Grundumsatz (basaler Energieumsatz) Morgendlicher Energieumsatz, der beim Menschen in völliger Ruhe, unter thermoneutralen Bedingungen und nach 12-stündiger Nahrungskarenz entsteht. Für einen Mann gilt ein Richtwert von 100 kJ/kg/d, für einen 70-kg-Mann also etwa 7000 kJ/d. Der Grundumsatz bei Frauen ist geringer; mit zunehmendem Alter nimmt er stetig ab.

Ruheumsatz. Grundumsatz plus notwendige Energie, welche durch Verdauungstätigkeit und leichte Bewegung wie z. B. Gehen benötigt wird. Er beträgt etwa 8000 kJ/d.

Arbeitsumsatz Als Faustwerte gilt für gleichmäßig durchgeführte **leichte bis mittelschwere Arbeit** ein Energieumsatz von etwa 15.000 kJ/d und für **Schwerstarbeit** etwa 20.000 kJ/d. An Einzeltagen können Höchstwerte von etwa 50.000 kJ/d erreicht werden. Eine Auflistung verschiedener Tätigkeiten mit entsprechender Leistung in Relation zum Grundumsatz ist ➤ Tab. 6.1 zu entnehmen. Hierbei handelt es sich um die **Gesamtleistung** des Körpers, die sich aus dem Energieumsatz berechnen lässt, **nicht** um die nach außen **abgegebene Leistung.** Letztere kann etwa auf einem Fahrradergometer bestimmt werden.

6.1.4 Grundbegriffe der Leistungsphysiologie

Arbeitsformen

Statische Arbeit Haltungs- und Haltearbeit wird durch isometrische Muskelkontraktionen bewerkstelligt. Diese führen v. a. zur Aktivierung von Typ-IIb-Fasern mit hohem Querschnitt und leichter Ermüdbarkeit. Die Energiegewinnung erfolgt vorwiegend anaerob. Bei statischer Arbeit wird die Durchblutung des Muskels limitiert und sistiert bei etwa **60 %** der maximalen Kraftentwicklung. Zudem begrenzt die **lokale Azidose** die Kraftentwicklung. Als **Maximalkraft** bezeichnet man diejenige Kraft, welche durch maximale, willentliche Anstrengung bei einer isometrischen Kontraktion aufgebracht werden kann.

Dynamische Arbeit Die Muskulatur durchläuft regelmäßige Wechsel von Kontraktion und Erschlaffung. Dies verbessert ihre Durchblutung im Vergleich zu statischer Arbeit und erhöht die O_2-Versorgung sowie den Laktat-Abtransport. Beispiele sind sämtliche Ausdauerbelastungen von Gartenarbeit über leichte Ergometerbelastungen (bis ca. 100 W) bis hin zu einem Marathonlauf.

Dauerleistungsgrenze

Als **Dauerleistungsgrenze** bezeichnet man die maximale Dauerleistung, welche gerade noch langfristig (i. d. R. 8 h) durchgehalten werden kann. Sie hängt stark ab von der konstitutionellen Verfassung und dem Trainingszustand eines Menschen. Die durchschnittliche Dauerleistungsgrenze liegt etwa in einem Bereich zwischen dem **5- und 10-Fachen des Grundumsatzes** (**40 %** der maximalen **O_2-Aufnahme**). Bei maximalem Training kann sie auf das 20fache des Grundumsatzes gesteigert werden. Arbeit im Bereich unterhalb der Dauerleistungsgrenze wird in der Physiologie als **leichte Arbeit** bezeichnet. Entsprechend ist **schwere Arbeit** eine Leistung oberhalb der Dauerleistungsgrenze.

Sauerstoffdefizit und -schuld

Sauerstoffdefizit Zu Beginn einer dynamischen Leistung genügt die O_2-Aufnahme nicht dem O_2-Bedarf. Dies führt zur Entstehung eines **O_2-Defizits** (➤ Abb. 6.1). Ein Fließgleichgewicht (O_2-Aufnahme = O_2-Abgabe) stellt sich erst nach etwa 2–3 Minuten ein und wird als **Steady state** bezeichnet. Das O_2-Defizit steigt mit der erbrachten Leistung überproportional an und sinkt mit besserem Trainingszustand: größere AVD_{O_2} durch stärkeren Kapillarisierungsgrad der Muskulatur, mehr Mitochondrien, höherer Anteil an Typ-I-Muskelfasern, größeres HZV. Übersteigt die zu erbringende Leistung die Dauerleistungsfähigkeit, so steigt das O_2-Defizit bis zum Belastungsabbruch aufgrund von Erschöpfung immer weiter an.

Sauerstoffschuld Nach Beendigung der dynamischen Leistung sinkt die O_2-Aufnahme verzögert ab und gleicht das O_2-Defizit vom Beginn der Belastung wieder aus. Diese während der Erholung zusätzlich aufgenommene O_2-Menge wird als **O_2-Schuld** bezeichnet. Sie ist oft größer als das O_2-Defizit, da die Wiederherstellung der Zellhomöostase vom Stoffwechsel mehr Energie verlangt.

Anaerobe Schwelle

Die anaerobe Schwelle ist definiert als die maximale Leistung, bei der **gerade noch ein Laktat-Steady state** herrscht. Sie darf nicht als Grenze zwischen anaerober und aerober Energiegewinnung betrachtet werden.

> **MERKE**
> Es gibt keine rein aerobe oder rein anaerobe Energiegewinnung. Das Maximum der O_2-Aufnahme und damit der aeroben Energiegewinnung wird erst jenseits der anaeroben Schwelle erreicht.

Die Bedeutung der anaeroben Schwelle liegt in der **Trainingssteuerung,** da es z. B. für Ausdauersportler entscheidend ist, das Training in vorwiegend aerobe, aerob-anaerobe und anaerobe Einheiten zu untergliedern.

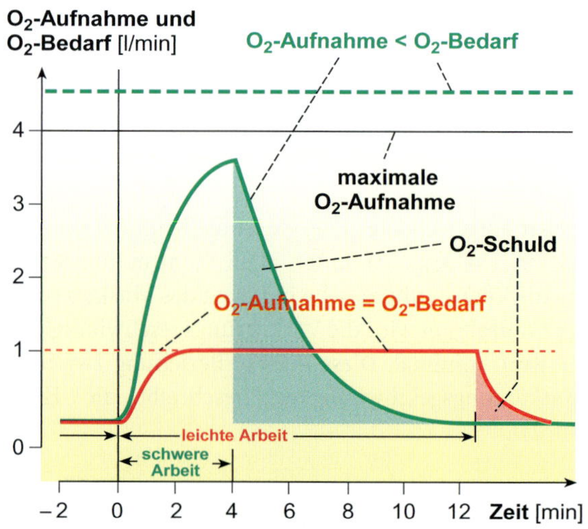

Abb. 6.1 O_2-Aufnahme während dynamischer Arbeit [L106]

CHECK-UP

- Was versteht man unter Grundumsatz, Ruheumsatz und Arbeitsumsatz?
- Wie ist die Dauerleistungsgrenze definiert?
- Wie verhält sich die O_2-Aufnahme bei Beginn und Beendigung einer dynamischen Leistung?
- Was versteht man unter der anaeroben Schwelle?

Jetzt bist du dran!

Überblick gewinnen

Notiere dir ca. 5 Stichwörter aus diesem Unterkapitel.

6.2 Organbeteiligung

Isa Jauch, Vorauflage: Björn Jacobi

Physiologie

6.2.1 Atmung

Unterhalb der Dauerleistungsgrenze steigt die Ventilation (Atemzugvolumen und Atemfrequenz) und damit die O_2-Aufnahme V_{O_2} etwa proportional mit der Belastung an **(Hyperpnoe).** Die kortikale Mitinnervation der Atemzentren und reflektorische Einflüsse von Muskelrezeptoren sind dafür verantwortlich, dass der arterielle und alveoläre pCO_2 konstant bleibt. Bei anaerob laktazider Energiegewinnung (oberhalb der Dauerleistungsgrenze) fällt der pCO_2 im Verlauf ab, da durch die metabolische Laktatazidose zentral ein verstärkter Atemantrieb mit überproportionalem Anstieg des Atemzeitvolumens (AZV) ausgelöst wird **(Hyperventilation).** Bei maximaler Arbeit wird so ein AZV von bis zu 120 l/min erreicht, bei Ausdauersportlern bis 170 l/min (Ruhewert: 7 l/min). Da bei leichter dynamischer Arbeit das Schlagvolumen des Herzens schnell auf 150–200 % des Ausgangswerts zunimmt und die O_2-Ausschöpfung der arbeitenden Skelettmuskulatur ebenfalls schnell verdreifacht wird, kann das Fick-Gesetz auf folgende Form vereinfacht werden:

$$V_{O_2} \sim Hf$$

Hieraus folgt, dass sich Herzfrequenz und O_2-Aufnahme bzw. das AZV unter diesen Umständen annähernd proportional zur Leistung verändern.

Höhentraining Beim Training in großer Höhe nimmt der äußere Luftdruck und damit der alveoläre pO_2 deutlich ab: von 100 mmHg auf Meereshöhe auf **etwa 50 mmHg in 4000 m** Höhe. Damit sinkt auch die arterielle O_2-Sättigung. Es kommt zu einem kompensatorischen Anstieg des AZV und HZV. Die Hyperventilation zieht eine verstärkte CO_2-Abatmung und damit eine **respiratorische Alkalose** nach sich. Diese wird bei längeren Höhenaufenthalten metabolisch kompensiert, indem die Bicarbonat-Ausscheidung der Niere gesteigert wird. Längerfristig kommt es aufgrund einer vermehrten **EPO-Synthese** auch zu einer Polyglobulie (Hkt ↑) und einem Anstieg des Hämoglobinwerts im Blut.

6.2.2 Herz und Kreislauf

Körperliche Arbeit führt zu einer **Sympathikusaktivierung** und damit zu einer Steigerung von Herzfrequenz und Schlagvolumen. Das gesteigerte HZV wird durch eine selektive Durchblutungssteigerung (v. a. lokal-chemisch ausgelöst) der Skelettmuskulatur zugeführt.

MERKE

- Leichte Arbeit – unterhalb der Dauerleistungsgrenze – Herzfrequenz erreicht Steady state
- Schwere Arbeit – oberhalb der Dauerleistungsgrenze – Herzfrequenz steigt weiter an (➤ Abb. 6.2).

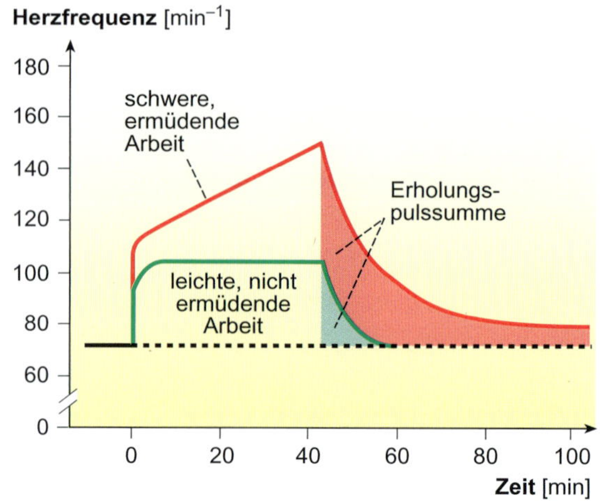

Abb. 6.2 Herzfrequenz bei unterschiedlichen Belastungstypen [L106]

Insbesondere **das HZV begrenzt die maximale O_2-Aufnahmefähigkeit des Körpers** und damit die maximale Leistung. Es kann im Vergleich zur Ruhesituation bei einer durchschnittlich trainierten Person auf das 3- bis 4-Fache ansteigen. Leistungssportler erreichen eine Steigerung um das 5-Fache, da ihre Ruheherzfrequenz durch eine Herzhypertrophie niedriger ist: bei maximal Ausdauertrainierten ~30/min. Die **arteriovenöse O_2-Ausschöpfung** kann sich von 15 % auf 75 % erhöhen, sodass der **O_2-Verbrauch** nach dem Fick-Prinzip insgesamt auf etwa das 10- bis 24-Fache ansteigen kann: von 250–300 ml/min auf 3 l/min bei Nichtsportlern und 6 l/min bei Ausdauersportlern. Ein Maß für den Trainingszustand und die stattgefundene Belastung ist die **Erholungspulssumme:** Summe der Herzschläge bis zum Erreichen des Ausgangswerts nach Ende der Belastung. Bei dynamischer Arbeit nimmt der **systolische Blutdruck** etwa proportional zur Leistung zu. Der **diastolische Blutdruck** fällt oft leicht ab oder bleibt konstant.

6.2.3 Blut

Bei zunehmender Leistung steigt infolge anaerober Energiegewinnung die **Laktatkonzentration** auf Werte von 2–3 mmol/l bei Dauerleistung bis zu 20 mmol/l bei erschöpfender Leistung. ES kommt zur **metabolische Azidose** bis pH 6,8. Laktat bewirkt lokal eine **Durchblutungssteigerung** und zentral einen **Atemantrieb,** was zum Absinken des pCO_2 bei Belastungen oberhalb der Dauerleistungsgrenze führt. Die **arterielle O_2-Sättigung** bleibt bei sportlicher Aktivität weitgehend konstant, nur beim Spitzensportler kann die Kontaktzeit in den Lungenkapillaren derart verkürzt werden, dass ein nennenswerter Abfall resultiert. Durch vermehrtes Schwitzen kommt es zu einer Abnahme des Plasmavolumens und einem **Anstieg des Hkt.** Außerdem steigen die Leukozyten- und Thrombozytenwerte während Ausdauerbelastungen an.

6.2.4 Muskulatur und Fettgewebe

Die **ergotrope Reaktionslage** führt zur Sympathikusaktivierung und stimuliert so die Glykogenolyse und Glykolyse in der Skelettmuskulatur. Im Fettgewebe wird die Lipolyse in Gang gesetzt. Zudem erfolgt eine Blutumverteilung, v. a. vom Splanchnikusgebiet in die Muskulatur.

6.2.5 ZNS

Die Sympathikusaktivierung ist v. a. Folge einer **Mitinnervation** vegetativer Zentren aus den motorischen Kortizes.

CHECK-UP

- Beschreibe kurz- und langfristige Organanpassungen bei Ausdauertraining!
- Welche Parameter ändern sich typischerweise beim Übergang von leichter zu schwerer Ausdauerleistung?

Jetzt bist du dran!

Überblick gewinnen

Notiere dir ca. 5 Stichwörter aus diesem Unterkapitel.

6.3 Erfassung von Leistung und Leistungsbeurteilung

Isa Jauch, Vorauflage: Björn Jacobi

Physiologie

Physiologische Leistungstests sollten möglichst spezifisch für eine bestimmte Sportart und aufgrund des Gesundheitsrisikos stets in Anwesenheit eines Arztes durchgeführt werden.

6.3.1 Bestimmung der anaeroben Schwelle

Die anaerobe Schwelle wird ermittelt, indem man in einem Ausdauerleistungstest die maximale Leistung bestimmt, unter welcher der Laktatspiegel einer Testperson zwischen der 10. und 30. Minute des Tests um weniger als 1 mmol/l schwankt **(anaerobe Schwellenleistung).** Die Leistung sollte möglichst gleichmäßig zu erbringen und gut messbar sein z. B. auf einem Fahrradergometer oder Laufband. Die Höhe der **Laktatkonzentration** an der anaeroben Schwelle ist interindividuell sehr verschieden – im Mittel etwa **4 mmol/l** – und besitzt keine direkte Aussagekraft. Tendenziell weisen gut trainierte Athleten an der anaeroben Schwelle eine niedrigere Laktatkonzentration auf als untrainierte Personen (verbesserte Blutlaktatverwertung).

In der Praxis wird die anaerobe Schwelle aufgrund der komplizierten Bestimmung mittels Laktat-Steady state näherungsweise bestimmt mittels:

- Spiroergometrie: überproportionaler Anstieg des AZV; respiratorischer Quotient (RQ) > 1; Anstieg des Atemäquivalents
- Laktatsenktest: anaerobe Schwelle = die Stufe eines Stufentests, bei der die Laktatproduktion die Laktatelimination übertrifft = **Umkehrpunkt der Laktatkonzentration** = „Laktatsenke"
- Conconi-Test: **Abflachen des Herzfrequenzanstiegs** in einem Stufentest

6.3.2 Aerobe Maximaltests

Die Versuchsperson soll bis an ihre Leistungsgrenze gehen. Um die maximale O_2-Aufnahme zu bestimmen, wird die Belastung stufenweise gesteigert, bis der O_2-Bedarf die maximal mögliche O_2-Aufnahme übersteigt und die Belastung abgebrochen werden muss.

6.3.3 Aerobe Submaximaltests

Bei einem Submaximaltest geht die Versuchsperson nicht an ihre Leistungsgrenze. Es wird z. B. die Leistung bei einer Herzfrequenz von 170/Min. durch lineare **Extrapolation** von drei Leistungswerten bei niedrigeren Herzfrequenzen bestimmt (AK170). Die AK170 ist abhängig von Alter, Größe und Geschlecht.

6.3.4 Anaerobe Maximaltests

Die Maximalkraft kann nur **isometrisch** bestimmt werden. Näherungsweise kann auch das Repetition maximum 1 **(RM1)** herangezogen werden, bei dem diejenige Kraft gemessen wird, mit der man z. B. ein Gewicht nur einmal heben kann. RM1 liegt etwa 10 % unter der isometrischen Maximalkraft. Beim **Wingate-Test** wird auf einem Fahrradergometer nach initialer Beschleunigung durch Zuschalten eines hohen Widerstands die anaerobe Leistungsfähigkeit und Ermüdungsresistenz (durch Leistungs- und Laktatmessung) bestimmt.

6.3.5 Psychophysiologische Tests

Beim **Borg-Test** schätzen Probanden nach einem Belastungstest ihr Anstrengungsempfinden auf einer Schätzskala ein, z. B. von 1–10. Ebenfalls kann eine **visuelle Analogskala** verwendet werden.

CHECK-UP

- Wie wird die anaerobe Schwelle bestimmt?
- Wie verhalten sich folgende physiologische Parameter jenseits der anaeroben Schwelle: AZV, Herzfrequenz, RQ, Laktat, arterieller pO_2, pCO_2?

Jetzt bist du dran!

Überblick gewinnen

Notiere dir ca. 5 Stichwörter aus diesem Unterkapitel.

Jetzt bist du dran!

Zeichenaufgabe

Zeichne ein Energiebereitstellungsgramm bei körperlicher Aktivität. Teile dein Diagramm in vier verschiedene Phasen. Der Anteil der Energiebereitstellung in Prozent (y-Achse) wird gegen die Zeit der körperlichen Belastung aufgetragen. Die verschiedenen Energiequellen sollen durch einzelne Graphen gezeichnet werden.
Was versteht man unter der anaeroben Schwelle? Wo liegt diese Schwelle ungefähr?

Anregungen zur weiteren Wiederholung

Zeichne die Hill-Kurve, um die Beziehung zwischen Kraft und Verkürzungsgeschwindigkeit darzustellen.

Überblick gewinnen

Nutze deine gesammelten Stichwörter für eine Mindmap oder eine gegliederte Stichwortliste.

Register

Übersicht nach Fächern

Du vermisst die Fächer? Bitte sehr, hier siehst du die Kapitel der Vorklinik-Finale-Reihe nach Fächern sortiert!
Viele Kapitel kombinieren Inhalte mehrerer Fächer und werden deshalb mehrfach genannt.
Die Übersicht nach Heften/Organen findest du am Anfang dieses Heftes.

Anatomie

Allgemeine Embryologie

Bewegungsapparat

Kopf, Hals, Nervensystem

Sinnesorgane

Lunge, Herz, Kreislauf, Immunsystem

Gastrointestinaltrakt

Endokrines System

Harn- und Geschlechtsorgane

Histologie

Allgemeine Histologie

Bewegungsapparat

Kopf, Hals, Nervensystem

Sinnesorgane

Lunge, Herz, Kreislauf, Immunsystem

Gastrointestinaltrakt

Endokrines System

Harn- und Geschlechtsorgane

Biochemie

Grundlagen

Zellbiologie, Molekularbiologie, Meiose

Bewegungsapparat, Nervensystem, Immunsystem